陳時中的真面目

萬華子弟季節為你揭露，陳時中到底是防疫英雄，
還是把新冠病毒放入臺灣的罪人？

作者　季節

國家圖書館出版品預行編目資料

陳時中的真面目 / 季節著，-- 初版，2022.10
164 面；15 X 21 公分
ISBN 978-626-01-0515-0（平裝）

412.133   111014559

陳時中的真面目

作者	季節
出版	季節
電郵	apato7@yahoo.com.tw
初版	2022 年 10 月
定價	新臺幣 180 元
ISBN	978-626-01-0515-0

目錄 111/3/17-15

序

　　2019 年底新冠肺炎疫情開始在湖北省武漢市肆虐，2020 年全球各地也都出現疫情，至今仍未能平息。雖然在頭兩年裡，乍看中華民國的確診人數相較世界各國並不算多，也因此讓作為中央流行疫情指揮中心指揮官的陳時中在部分民眾心裡累積了一定的聲量，甚至早早就傳聞，他可能成為民進黨的奇兵，被派去參選臺北市長，而陳時中的態度，也從原本的迴避，到後來日趨正面，最終正式被民進黨提名參選。

　　然而陳時中真的是一個優秀的防疫指揮官嗎？真的能成為一個優秀的市長人選嗎？防疫措施是否足夠、有效，有科學標準，不是靠政治意識形態、政治正確或造神來決定的，陳時中領導的指揮中心在新冠疫情頭一年半用諸多似是而非的資料包裝、美化其防疫政策，一般民眾或忙於工作，或忙於求學，或忙於照顧高堂父母或稚齡子女，而無暇細究，但筆者不然。

　　筆者作為國立臺灣大學政治系、臺大政治所碩士班的畢業生，從國中起就撰寫政治評論文章投稿刊登在聯合報、中國時報等三大報上（至今 32 歲，已累計刊登 67 篇），又當過中國時報政治組記者，自從疫情爆發以來天天關注指揮中心的防疫政策，因此從 2020 年 2 月起早早發現指揮中心諸多防疫政策均有問題，自此筆者便主動一再撰文，駁斥陳時中領導的指揮中心曾經主張的「健康的人不用一律戴口罩」、「入境普篩不可行」等錯誤政策，早早看出陳時中的政策恐將帶給臺灣傷害。

　　雖然一開始在民進黨與陳時中的全面造神之下，網路上還有許多人持續幫忙用似是而非的理由護航陳時中的錯誤政策，然而最終 2021 年 5 月，在臺灣社區被新冠病毒攻入，事實甚於雄辯，印證了陳時中防疫政策的不足，而筆者的出生地萬華更不幸成為重災區。

　　儘管在本土疫情大爆發後，陳時中總算願意打臉自己，實施過往

他堅決反對的入境、解隔離前全面普篩，但問題並沒有徹底解決，不僅只會對陳時中鞠躬哈腰無法為民喉舌的不適任立委林昶佐不能被罷免掉，而且 2022 年 5 月臺灣本土疫情又再度大爆發，但國內竟同時面臨缺快篩、缺藥物、缺病房的困境，不僅戳破陳時中吹噓的「超前佈署」，更再次印證陳時中的無能與不適任。

然而就算這樣，竟還是有一定比例的民眾替陳時中護航，認為防疫出問題不是他的錯。

為此，筆者決定出版 << 陳時中的真面目 >> 這本書，收錄了筆者自從 2020 年 2 月以來撰寫的所有與陳時中或民進黨政府防疫政策相關的文章，一則，為歷史留下見證；二則，替家鄉與全體國人討公道，讓大家瞭解所謂的「防疫破口」絕不是八大或萬華，而是陳時中；三則，讓更多人了解陳時中的真面目，看清楚陳時中到底是防疫英雄，還是把新冠病毒放入臺灣社區的罪人？以防他有機會當選臺北市長，繼續傷害臺北的民眾。

2020 年 2 月 6 日
健康的人不用戴口罩？被感冒但不戴口罩的人傳染怎麼辦？

口罩受到全面配給管制，無法每天自由購買，民進黨立委郭國文還痛批國民黨籍新北市長侯友宜整天戴著口罩出現在公共場合是作秀、是製造社會恐慌，衛福部更一改呼籲民眾面對流感進出公共場所要戴口罩的說法，改成在醫院或擁擠通風不良處才要戴。

然而政府無法強制所有感冒的人都不准出門或出門時都戴口罩，乃至於嚴重特殊傳染性肺炎一開始潛伏期甚至未必有症狀但卻可能有傳染力，還有最近包括流感也相當嚴重，在這三個前提下，政府到底要如何跟民眾掛保證，就算不戴口罩每天出門，也不會不小心被旁邊感冒沒戴口罩的人傳染？

畢竟是否會被傳染，沒有客觀一致的標準，不僅每個人抵抗力免疫力不同，同一個人在不同情況下也可能不一樣。以侯友宜為例，他不是年輕力壯的小夥子，今年將滿 63 歲了，且整天需要接觸民眾和媒體，如果他面對民眾或遇到媒體堵訪時，不幸碰到對方感冒卻不戴口罩當場咳嗽的情況怎麼辦？誰敢保證只要是在室外，侯友宜就一定不會被傳染？還是說現在政府的標準已經變成了就算民眾被流感傳染了也沒關係，只要不是感染嚴重特殊傳染性肺炎就好？

同樣的若有民眾因為信了民進黨政府如今最新宣導的論調而被傳染，政府要國賠嗎？要說服國人接受宣導的話，蔡英文、蘇貞昌、衛福部長陳時中要不要帶頭示範，把自己手邊的口罩捐出來給醫療院所或一般需要的民眾？立法院在新科立委報到時，從行政院取得 2 千片口罩發放，民進黨立委和他們的辦公室有沒有把領到的口罩捐出來？

2020 年 2 月 8 日
醫護人員口罩如果不夠用是誰的錯？

　　民進黨政府和立委對於一般民眾是否需要戴口罩的說法一變再變，目前他們最新說法是呼籲多數普通民眾不要戴口罩，把口罩留給醫護人員，前天林楚茵、吳思瑤、賴品妤、范雲、洪申翰等民進黨立委更發起了這樣的公開活動。然而這些民進黨立委卻沒有想到，他們的舉動，間接證明了民進黨政府的無能。

　　首先，行政院長蘇貞昌曾一再跟民眾保證口罩一定夠用，怎麼如今可能出現最需要的醫護人員口罩不夠用的情況？都是因為民眾搶購、囤積口罩害的？如今政府早已管制口罩，民眾要怎麼搶購、囤積？而且在口罩統一由政府管制買賣之前，民進黨政府一再告訴民眾政府備有 4400 萬片口罩，會視情況釋出。

　　國內有多少位醫護人員，扣掉比較不需要口罩的骨科、復健科等科別後，每天有多少位醫護人員上班、需要幾副口罩，以政府掌握的資源與人力，要調查出來並不難，那麼政府每天在釋出庫存給民間時，難道沒有同步釋出足夠的口罩給醫護人員？莫非這個政府懶到連這樣的調查都沒有做？或者用最粗糙的方式進行，例如假設每位醫護人員一天都只需要一片口罩，不知道臺大醫院等許多醫療單位為了確保口罩效力，醫護人員 4 小時就要換一副口罩嗎？這樣一天正常上班 8 小時就要 2 片，更別提可能要加班了。

　　而等到口罩買賣全面管制後，政府限制民眾 7 天內只能買 2 片口罩，難道不是經過計算確定這樣的限額，足以確保剩餘的口罩夠醫護人員使用的結果嗎？難道政府假設的是，限制全國 2300 多萬民眾 7 天內只能買 2 片，但可能只有 8 百萬民眾會去購買，然後實際上 8 百萬民眾購買的情況下醫護人員用量才恰恰好夠用？那萬一結果有 9 百萬或更多的民眾去購買怎麼辦？

　　所以不管怎麼看，如果現在真的出現醫護人員口罩不足的情況，

該負最大責任的都是民進黨中央政府，所以這些民進黨立委是在「大義滅親」，提醒我們民進黨政府在口罩分配上做得有多荒腔走板嗎？所以如果有醫護朋友面臨口罩不夠用的情況，請明白害你們口罩不夠用的，不是根本買不到口罩的一般民眾，而是那個沒有優先分配足夠口罩給醫護人員的民進黨中央政府。

2020 年 2 月 17 日
國內疑似已出現新冠肺炎社區傳播的徵兆與警訊，還好許多人之前沒聽政府的話出門照樣戴口罩！

昨天國內新增兩位新型冠狀病毒肺炎病例，其中一位更成為國內首位往生案例，更可怕的是，目前還沒有查出他生前有和其他病例接觸過的情形，因此衛福部長陳時中坦言國內疑似已出現社區傳播的徵兆與警訊。

回想一下，原本 1 月 25 日因應已造成 56 人死亡的流感，衛福部才要民眾進出公共場所戴口罩，結果沒多久面對許多民眾買不到口罩，政府又改口，拍電視廣告宣稱，因為我們境內沒有出現社區感染，所以就算搭捷運也不需要戴口罩。

在沒有出現社區感染（傳播）的情況下，理論上只有去了疫情比較嚴重地區的民眾才可能被感染，一般民眾不會有事情。但問題是這些去過疫情較嚴重地區的民眾並非人人都在一回國之後就馬上就診與外界隔離，等到他們確診後，儘管政府會設法查出他們回國後較密切接觸的人，讓這些人也開始 14 天居家隔離不得外出，但政府未必能夠真正掌握所有需要居家隔離者的名單。

舉例而言，先前就曾有確診病例在就診前去過彰化的超市與賣場，當時政府便調集店家員工名單，讓他們開始居家隔離。然而員工名單容易掌握，但顧客呢？還好當時彰化縣政府為了確保民眾提高警覺，負責任的公布了他們出入的賣場名稱。問題是之前國內 18 起病例，我

們的民進黨中央政府多半採取資訊不公開的態度，多半只公布病例出現在北部或中部，連哪個縣市都不講，遑論病歷的行程與出入場所，因此與病例密切接觸的名單只能靠病例本身、親屬與政府掌握提供，容易造成疏漏。

而中央政府之前這種資訊不公開的做法，在本次疑似社區感染的病例出現之下，後果將特別嚴重，本案病例是白牌包車司機，1 月 27 日身體不舒服，28 日去診所看病，2 月 3 日去醫院急診，當時作的採檢是肺炎，但因為他本人沒有相關境外旅遊史，因此沒有採檢是否為新冠肺炎，等到 12 日政府總算要求所有肺炎相關病患作新冠肺炎檢體檢測，15 日他確診，但當晚就病重過世。

由於新冠肺炎已出現大量沒有症狀時就傳染給別人的案例，因此我們無法得知這位病例是否在 27 日身體不舒服前就已經罹患新冠肺炎病傳染給別人，搭過他車輛的乘客還容易調查，如果這之前他有去過餐廳或電影院、KTV 等一般密閉室內商家呢？員工名單容易掌握，但顧客有誰？如果政府不公布出來，當事人怎能警覺自己需要居家隔離？

人命關天，政府面對重大傳染病理應要用最嚴謹態度，但民進黨中央政府卻一再用大意、心存僥倖的態度面對，首先，面對前 18 個病例，多半選擇不對外公布他們的居住地與行程，不讓一般民眾自行留意自己有無近距離接觸過病例，妄想只靠政府的調查可以掌握出完整名單不會有漏網之魚。再者，就算是政府查出的名單，在完成 14 天居家隔離前也無法排除他們染病的可能性，那麼政府有把握可以再把這些人近期接觸過的人也通通找出來隔離嗎？

這兩點顯然都不容易百分之百達成，更不要說還有 1 月 31 日的鑽石公主號停靠基隆港事件了（該船事後已驗出 355 位患者），那麼在這樣的風險之下，我們的中央政府居然還敢呼籲民眾搭捷運也不用戴口罩、執政黨立委還叫在野黨縣市長們脫下口罩，有自信、樂觀不是用在防疫上面的，過往沒有出社區感染不代表未來也絕對不會出現，

我們當然都不希望出現，但是必須做好最嚴謹的準備來避免出現，呼籲大家不要戴口罩到底是增加出現的風險還是降低？

還好許多國人並沒有無條件相信政府之前的宣傳，出門照樣有戴口罩，希望之前與確診病例接觸過的人也都有戴口罩，最終得以豁免。但如果最後我們成功避免出現社區感染，最大功臣顯然不是曾經一再呼籲我們出門、搭捷運不用戴口罩的民進黨中央政府與民進黨立委，而是每一個有警覺意識主動戴上口罩出門的國民！

2020 年 2 月 18 日
* 人們該相信哪個政府部門的防疫宣導

* 行政院長蘇貞昌跟我們保證過口罩一定夠用，結果後來許多人都買不到口罩

*1 月 25 日衛福部要民眾進出公共場所戴口罩，之後衛福部改拍電視廣告宣稱，就算搭捷運也不需要戴口罩

* 政府原本一再告訴我們國內沒有社區感染請大家不必緊張，結果前天衛福部長陳時中坦言已出現疑似社區傳播（感染）的徵兆與警訊

* 駐日代表謝長廷宣稱從已有 355 位病例的鑽石公主號郵輪上回國的國人「回自己國家也沒有再隔離的道理」，隔天就被衛福部長陳時中打臉，表示接回這些國人後一定仍會先讓他們暫時跟外界隔離

所以我說，面對疫情威脅，就算我們一般民眾想要相信政府的防疫宣導與工作並好好配合，但到底我們應該相信哪個部門在哪時說的哪句話？有人有答案嗎？疫情持續近 1 個月了，我還是沒有答案 @@

2020 年 2 月 19 日
臺灣價值包括出門不戴口罩？綠營大官的風涼話。

　　民進黨立法院黨團幹事長鄭運鵬昨天接受電台專訪時，表示他自己都被要求如果沒有症狀不要戴口罩，正如蘇貞昌、蔡英文也不戴口罩，他們被要求作示範。

　　想不到民進黨的臺灣價值除了要支持台獨之外，現在疑似還多了一項，出門不要戴口罩。希望支持蔡英文、民進黨的朋友，不要因為怕受到同儕或這些高官譴責，就不戴口罩出門。畢竟人家蔡英文、蘇貞昌，還有鄭運鵬等民進黨立委多半出門有專車或私人汽車接送，人家當然有本錢不戴口罩。

　　而市井小民不管年初投給哪個政黨，每天搭捷運、搭公車人擠人上班時，被傳染疾病（縱使不談已出現零星社區感染的新冠肺炎，還包括一周奪去 15 條人命的嚴重流感）機率當然遠高於這些綠營高官，一群比較不容易被傳染的人鼓吹別人不要戴口罩，根本講風涼話。

2020 年 2 月 20 日
重大疾病威脅越嚴重，越不需要戴口罩？

*1 月 25 日，臺灣還只有 3 位新型冠狀病毒肺炎確診病例時，我們的衛福部呼籲民眾因應嚴重流感威脅，出入公共場合要戴口罩

* 到了 2 月，臺灣新冠肺炎已出現 22 位病例，更有首位死亡，衛福部也承認已出現零星社區感染（意味著你從不出境也可能被感染），在此同時流感疫情進一步肆虐，本季（去年 10 月至今）已造成 90 人死亡，而光是上周就有高達 15 人死亡。

目前跟 1 月 25 日時相比，不管是新冠肺炎還是流感的威脅都提高了，結果我們的民進黨中央政府和民進黨立委卻反而呼籲大家不用戴口罩？重大疾病威脅越嚴重，越不需要戴口罩，不曉得是否因為我太愚昧，搞不通這些綠色高官的深奧邏輯？

2020 年 3 月 5 日
將「妨害疫情控制」的浙江臺商父親送辦？那要辦鼓吹不戴口罩的官員和民代嗎？

衛福部日前認定一名自浙江返臺的臺商，為臺灣地區唯一一起新冠肺炎死亡個案的感染源。而這位臺商的父親因為之後 call in 到電視台政論節目，談到兒子住的醫院名稱還表示兒子到目前為止「都沒有不舒服」的言行，被刑事局法辦，中央疫情指揮中心表示，此人的言行已妨害疫情控制，所以函請警方依法查處。

我比較好奇，不曉得之前衛福部請柚子醫師陳木榮在電視上拍廣告，教大家搭捷運也不用戴口罩的作法，算不算妨害疫情控制的行為？畢竟昨天中央流行疫情指揮中心副指揮官何啟功被國民黨籍立委楊瓊瓔追問搭捷運時否要戴口罩時都改口坦言「到密閉空間要戴」，況且指揮中心也坦承至少兩起確診病例有搭過捷運，天曉得有沒有人因為相信了之前政府不戴口罩的宣導而被傳染？

不僅如此，民進黨立委林楚茵、吳思瑤、范雲、洪申翰、賴品妤等人呼籲一般民眾在開放式公共場所不需要一直戴著口罩，行政院長蘇貞昌至今也堅稱健康的人除了去醫院或長時間在密閉空間之外不用戴口罩，問題是全球已有多起在戶外被傳染新冠肺炎的案例，而每個人在被感染之前都可能是很健康的，不曉得柚子醫師、蘇貞昌和這些民進黨立委的言行，算不算妨害疫情控制，衛福部要不要將他們送辦？當初衛福部是誰決定請柚子醫師拍影片的，要不要也自請送辦？

當然，或許有人會替這些人緩頰，認為在二月初疫情還不如現在

嚴重，問題是防疫本來就應該超前佈署，不應該因為還沒有那麼嚴重就認為不會惡化而掉以輕心，況且衛福部長陳時中昨天都坦言臺灣恐怕難以避過社區感染，既然如此，當時為何不同樣用面對社區感染的態度防疫，儘早呼籲大家多戴口罩？搞到如今才在亡羊補牢，接連出現社區感染案例。如果默默無名沒有影響力且不懂法律也沒有公衛或醫學知識的民眾有妨害疫情控制言行都需要送辦，而一堆醫衛知識比常人豐富且影響力大的高官、民代帶頭講出妨害疫情控制的言行卻不用受罰，那還真是「只准州官放火，不准百姓點燈」這句古語的最壞示範。

2020 年 3 月 15 日
大規模採檢新冠肺炎反而會造成破口？維持如今發燒也不一定採檢的政策才會出現更多防疫破口！

之前數起社區感染案例至今未找到感染源，外界期待政府擴大新冠肺炎篩檢，避免持續有漏網之魚在外，然而衛福部長陳時中拒絕，表示若針對無症狀患者篩檢容易驗出偽陰性（驗出陽性即意味著確診），反而被忽略，造成（防疫）破口。

然而根據 2 月 26 日鏡週刊報導，中央流行疫情指揮中心監測應變官莊人祥接受鏡週刊採訪則時坦言，臺灣地區境內新冠肺炎確診病例當中，無症狀輕症加上輕度肺炎占了近 9 成，沒有肺炎症狀的比例達 6 成 5，重症比例偏低。

我們目前採檢的範圍非常限縮，扣掉本身或家人去過幾個政府認定的重要疫區後，一般民眾要獲得篩檢有三種情況：1 本身已有發燒或呼吸道症狀，而且 14 天內有國外旅遊史或接觸史（曾接觸來自國外有發燒或呼吸道症狀人士），並被醫生高度懷疑為新冠病毒感染、2 發燒 / 呼吸道症狀群聚現象者（醫學上群聚通報定義指的是 2 人以上（含 2 人）個案出現疑似傳染病症狀，有人、時、地關聯性，判定為疑似

群聚感染且有擴散之虞。)、3 肺炎患者且符合抗生素治療 3 日未好轉且無明確病因、為群聚事件個案、身為醫護人員當中任一條件者。

所以依照目前政府的作法，即使是出現發燒或呼吸道症狀的人，也不一定會被篩檢，問題是按照莊人祥的說法，如今確診者當中 6 成 5 沒有肺炎症狀，加上現在有已經出現零星社區感染案例，為何政府還遲遲不願意普遍對有發燒或呼吸道症狀者採檢？沒有人規定採檢一次後呈現陰性就必須完全放鬆警戒，仍可二採三採，而倘若第一次採檢就確診了更能及早隔離治療。反之不採檢就可能導致更多已感染者並未被隔離，仍在外面出沒傳染給更多人。

醫療資源不足以做到更大規模篩檢？根據牛津大學的數位出版機構 Our World in Data 3 月 13 日時的資料，南韓已篩檢 24 萬 8647 人，而我們僅僅篩檢 1 萬 6089 人，只有他們的 1/15，南韓的人口也就我們的兩倍而已，甚麼時候我們的醫療資源、技術會遠遠落後於南韓，導致人家可以大規模篩檢我們不行？又為什麼人家可以大規模篩檢並驗出一堆陽性確診者，而我們的篩檢卻必然會驗出一堆偽陰性？其實從莊人祥受訪的言談，就可以知道，並非一定要有肺炎症狀才能篩檢出來，否則我們 6 成 5 確診患者都沒有肺炎症狀是怎麼回事？我們的醫療聞名世界，技術當然不是問題，不可能遠遜於南韓，有問題的不是醫療技術，是官僚與政客的心態。

事實上，因為有普遍的篩檢，讓南韓篩檢出了包括輕症患者在內一共 8 千多位患者，死亡人數僅僅只有 72 人；反之只針對重症者篩檢，一共只篩檢 8 萬 6011 人的義大利，篩檢出的確診者共 1 萬 7 千多位，是南韓兩倍而已，但死亡人數卻高達 1 千多人，是南韓十幾倍。及早發現及早治療，一方面患者更有機會保住寶貴的生命，另一方面也能夠避免其他民眾被患者感染，怎麼看對於社會上所有人都有利。

縱使對於政治人物而言，一開始普遍篩檢發現大量確診者，難免擔心會引發人民恐懼和不滿，但與其像義大利這樣等到事情壓不下去，大量民眾死亡才開始亡羊補牢，效法南韓早早針對多數民眾篩檢，

盡早防堵治療輕症和無症狀患者，哪一個對於政治人物未來的政治之路衝擊較小？答案應該相當明顯了。所以縱使從政治人物的個人前途而言，盡早擴大篩檢，仍是比較有利的做法，越想隱瞞，後果只會越慘，武漢地方官員的經驗，歷歷在目。

牛津大學的數位出版機構 Our World in Data 本文附圖取自該官網，一張是各國篩檢人數，另一張是篩檢人數占全國人口比率。（https://ourworldindata.org/covid-testing）（請見第 147 頁，圖 5、6。）

2020 年 4 月 15

在社區被傳染的機率偏低就不用戴口罩？還好民眾沒聽政府的話。

日前衛福部長陳時中表示臺灣早在去年底就曾向世界衛生組織 (WHO) 暗示，新冠肺炎可能會人傳人。然而對於為何宣稱早已察覺此一危機，卻仍在今年一、二月時繼續呼籲民眾健康的人不用戴口罩，中央流行疫情指揮中心給的理由卻是當時在社區被傳染新冠肺炎的機率微乎其微，這樣的理由，實在難以服人。

首先，如果衛福部在整個一月和二月初都呼籲健康的人不用戴口罩就算了，但今年 1 月 25 日時衛福部還在臉書上呼籲民眾為了因應流感威脅出入公共場合要戴口罩，為何短短六天後 1 月 31 日就改口呼籲健康的人不用戴口罩？當時流感死亡人數仍持續飆升 (2 月中旬一周就有 15 人因流感死亡)，又多了一個新冠肺炎的潛在威脅，有甚麼理由 1 月 25 日時健康的人出入公共場合要戴口罩，1 月 31 日反而不用？

再者，1 月 31 日衛福部的說法調整為健康的人不用一律戴口罩，但在擁擠通風不良處仍建議戴口罩。而捷運顯然符合擁擠通風不良處定義，為何衛福部 2 月初還找柚子醫師拍影片鼓吹搭捷運也不用戴口

罩？豈非自相矛盾？

此外，倘若政府當時是預估未來醫療口罩需求量將大增，而既有產量不足以因應，才不得不改口呼籲一般民眾先不要戴醫療口罩的話，為何不鼓勵一般民眾至少戴布口罩出門？更何況 1 月 31 日起政府就徵用了國內的醫療口罩並實施口罩買賣管制，要留多少口罩給醫院由政府決定，所以根本不可能出現因為民眾搶購醫療口罩，造成醫療人員和更需要口罩的人沒有醫療口罩用的問題。

昨天創下新冠肺炎新增確診者人數掛零的紀錄，但這樣的成果顯然不是政府在一月底、二月初呼籲「健康的人不用戴口罩」、「搭捷運不用戴口罩」所創造的，而是警覺性高自發戴上口罩的民眾所共同締造的，否則從一月底、二月初開始，我們不僅面臨了鑽石公主號遊客在北北基遊玩的威脅、面臨陸續從海外歸國染病民眾的威脅，更面臨本土病例不明感染源的威脅，如果當時大家都不戴口罩，那麼我們感染新冠肺炎的本土病例，恐怕就不是如今的十位數，而是百位數甚至千位數了。

2020 年 4 月 19 日
有能力一再送口罩給外國，不能早點給國軍每人一天一片搞到國軍出現防疫破口？

國軍零確診破功，18 日中央流行疫情指揮中心宣布海軍艦上 3 人（1 位是職業軍人，2 位是艦隊實習生）確診新冠肺炎，皆於 2 月 21 日起登軍艦實習，隨艦於 3 月 12 日至 15 日停靠帛琉，離開帛琉後於公海航行近 30 天，4 月 15 日自我國軍港下船，且在下船前都已出現一些症狀。

此事有兩點值得關注，首先帛琉是全世界少見尚未出現新冠肺炎確診者的國家，所以 3 人的感染，只有兩種可能來源：1. 帛琉其實已有新冠肺炎患者，但尚未被發現。2. 他們本身或艦上其他人在隨艦出

訪前就已經在臺灣被感染了,但潛伏期較長。不管真相是哪一個,都顯示如今在全球任何地方都不能掉以輕心,出門最好就戴上口罩。

然而在 4 月 14 日之前,18 萬國軍每天只分配到 1.7 萬片口罩,被在野黨立委抨擊後才從 17 日增為每天 4.75 萬片,18 日進一步增為每人每天 1 片。諷刺的是,在這之前,我們的政府卻一再免費將口罩送給外國,光是公開宣布的數量就已有 1600 萬片,夠我們全體國軍使用 88 天。有能力一再送口罩給外國,不能早點給國軍每人一天一片搞到國軍出現防疫破口,這樣的防疫和國防政策,居然好意思還沾沾自喜的向國內外炫耀,令人不解。

儘管昨天記者會上海軍司令部第一副司令梅家樹宣稱有要求官兵在帛琉時全程戴口罩,但出訪前呢?是否因為口罩配給過少,導致艦上官兵在臺灣也沒排隊買到口罩而不幸在國內就感染了?就算當時買到口罩的人,3 月時 7 天只能買 3 片,政府也尚未宣導搭捷運或無法保持社交距離時要戴口罩,是否導致有些官兵因此在部分場合基於省著用或聽從政府指引的心態,而沒有戴口罩,導致被感染?否則若在帛琉時全程戴口罩,就算帛琉有尚未被發現的新冠肺炎患者,在當地被感染的機率也微乎其微。

政府必須回答,是否認為口罩外交比確保國人、尤其國軍的健康安全更重要?軍隊不比一般民眾,每天一群人近距離接觸,萬一當中有人感染後傳染的速度一定會很快,而有人被感染後整條軍艦或整個營區的人都需要被隔離採檢,衝擊軍隊戰力和國家安全,從而對全民都造成影響。一個口口聲聲宣稱要捍衛國家安全的政府,可以這麼不重視國軍,實在讓人無法理解。

2020 年 4 月 23 日
不戴口罩就一定是健康的人？自欺欺人的鴕鳥心態。

敦睦艦隊出訪帛琉後，磐石艦已有 27 名官兵確診新冠肺炎，外交部報告指出，帛琉並無新冠肺炎確診病例，考量國際禮儀、避免造成帛琉民眾困惑與恐慌，所以在當地部分場合未強制要求全體官兵戴口罩。

嗯，一群來自已有數百名新冠肺炎確診者地區的官兵，沒有人在來之前做過篩檢，只因為沒有戴口罩，就表示他們一定是健康的沒有無症狀感染者？根本典型的自欺欺人的鴕鳥心態。萬一我方有官兵造訪時已染病，傳染給帛琉人怎麼辦？

反過來講，在我方敦睦艦隊於 3 月造訪時，帛琉本身根本缺乏新冠肺炎篩檢設備 (4 月才有)，沒有篩檢就表示當地沒有潛藏的新冠肺炎患者？我們的政府豈可為了所謂的國際禮儀，致官兵安全不顧，讓他們承擔被帛琉當地潛藏新冠肺炎患者感染的風險？

誠然在歐美許多國家，長期認為只有生病的人才應戴口罩，然後生病的人就該在家不該照常出門上班，因此對於在路上戴口罩的人會有負面觀點。但這種思維在面對新冠肺炎時完全不適用，因為新冠肺炎潛伏期長，又有許多人是無症狀患者，不經過篩檢，誰能保證自己絕對沒有染疫？

所以戴口罩不僅保護自己，更保護別人，是對他人的尊重，是新冠肺炎橫行全球之下，真正有禮儀的做法，奧地利、德國等歐洲國家也已改變思維，開始強制要求民眾戴口罩。疫情期間，相關國際面對面交流當然能免則免，如果不可免時，希望我們的政府不要再用不合時宜的錯誤觀念做出指引，害基層與對方國民蒙受染疫風險。

然後也不要怪國防部事先沒有請教指揮中心了，衛福部長陳時中 4 月 21 日都坦言在 4 月 1 日之前的政策是健康的人不用戴口罩，就算問了，能讓敦睦艦隊改變本次出訪時的口罩配戴政策嗎？連對於防疫

理應最熟、最積極主張超前佈署的部會都可以如此後知後覺,我們怎能奢望其他部會懂得早點因應疫情變通所謂的傳統國際禮儀?

2020 年 4 月 24 日
蒸口罩有科學根據卻不能公開?真有這麼偉大的發現會不願公開?

民眾黨立委高虹安持續關心口罩議題,22 日她指出不僅自己之後向各部會索取口罩分配情況時被各種奇怪理由拒絕,如長官指示不給、疫情指揮中心不願公布等,而她向衛福部索取「電鍋乾蒸口罩」的相關科學依據,國會聯絡人還在資料上印「僅供問政使用」,這也是整個立院大家破天荒頭一次看到,好像威脅立委這些資料不能公諸於眾,讓她憤怒。

我們的政府一邊告訴我們電鍋蒸口罩有科學根據,請大家放心蒸,一邊暗示立委相關科學依據資料只能自己私下看,不能公開給民眾知曉;不僅如此,我們的政府一邊告訴民眾口罩援外不影響國內防疫,一邊拒絕對民眾甚至立委揭露口罩分配與援外的情況。

如果我們政府和相關科學團隊真的能有這麼偉大的科學研究成果,讓口罩可以重複使用,應該搶著向全民甚至全世界公開甚至爭取諾貝爾醫學獎都來不及了,有甚麼理由要抗拒公開?如果我們的口罩真的又夠內需又足以外援,也是件好事,為什麼不能讓大家知道?難道是因為真相其實與政府說的不太符合嗎?

要杜絕外界的質疑最簡單的方法就是拿出證據和資料,不是只會告人。政府公開完整資訊了民眾還刻意傳遞假訊息,是民眾的錯;政府不公開完整資訊讓民眾只能用猜的,猜錯了傳遞錯誤的訊息,不是民眾的問題,是政府的問題。

2020 年 4 月 26 日
連確診新冠肺炎的酒店女公關接觸者都只有 2 成被採檢，政府真的不需要擴大檢驗人數嗎？

磐石艦參與敦睦艦隊出訪後爆出 31 位官兵確診新冠肺炎，因為艦上官兵多數設籍高雄市，高雄市長韓國瑜為了確保第一線接觸病患的醫護人員的健康，打算籌措財源擴大幫有意接受採檢的第一線醫護人員篩檢，卻遭中央政府反對，行政院副院長陳其邁就認為若要擴大篩檢，因現有檢驗量能有限，需採用快篩方式，精準度較低，可能篩出偽陽性，反而引發恐慌。

如果擔心採用快篩方式精準度偏低，那麼採用目前針對高度懷疑確診者的 PCR 檢測法，相對就沒有精準度偏低的疑慮。4 月 18 日，衛福部長陳時中表示，我們的單日最大檢驗量能達 4100 件，但是根據衛福部疾管署的公開資料，以 4 月 24 日為例，那天我們總共只送驗了 833 件，只用了兩成的比率。

換句話說，現有的正規 PCR 檢測固然無法在一天之內就讓全國 30 萬醫護人員都篩檢完畢，但仍有能力讓更多處於較高風險的醫護人員分批接受篩檢的。(如果一天篩檢 3 千位，只需 10 天即可篩檢完畢)

就算不優先針對醫護人員篩檢好了，臺灣地區已出現 10 起感染源不明的本土病例，但中央流行疫情指揮中心的做法卻是只對病例的部分接觸者篩檢 (例如案 379 酒店女公關，123 位接觸者只篩了 22 人)，然後當這些少量的接觸者採檢結果都為陰性未感染，其餘接觸者也隔離 14 天期滿後，就宣布結案。

我們不能保證那些沒採檢的接觸者都不是無症狀感染者，萬一他們在隔離結束後降低戒心不戴口罩出門怎麼辦？所以正確的做法應該是擴大 PCR 篩檢量能和每日實際篩檢量，尤其是對於本土病例的接觸者盡量全數採檢，盡最大努力找到感染源，而非空留著 4/5 的檢驗量能不用，讓漏網之魚持續在外面流竄。

擴大檢驗量能是中央的責任，中央政府無法及時擴充足夠的檢驗量能讓更多人接受檢驗就算了，竟然還反過來責怪關心醫護主張擴大篩檢的地方政府。難道他們以為 2020 年是韓國瑜當選總統，所以檢驗量能未能明顯擴充是韓國瑜的責任？

2020 年 4 月 29 日
口罩多到可以開放民眾授權捐外國？那是時候讓民眾一周有 5 到 6 片口罩了吧！

政府持續管制國內民眾口罩購買數量，但卻一再對外國捐贈口罩，甚至在 18 萬國軍一天都還只能分到 1.7 萬片口罩時就已經對外國捐贈 1600 萬片口罩，引發爭議。為此指揮中心前天宣布，之後民眾可以透過網頁或 app，決定是否將 3 月 26 日起，屬於自己購買額度內的但未購買的口罩捐贈給外國。然而如果我們之前的口罩庫存量還有往後的生產量這麼充裕，政府該優先做的，不是推出口罩捐贈制，而是提高國人口罩購買量的上限，起碼做到一周可以有 5 到 6 片。

因為目前政府並未要求企業需盡量讓員工在家上班，學校也維持正常上課，所以多數勞工或學生一周起碼要出門 5 天，甚至有些人是 6 天，而目前的口罩政策限制每人 14 天只能買 9 片，每周只有 4.5 片，正常情況下一片醫療口罩用 4 小時就應拋棄，這樣的購買數量，對於多數國人而言，顯然是不太夠的。

或許政府認為多數民眾出門時面臨的感染風險不如醫護人員，所以不一定要比照醫護人員的標準，醫療口罩用 4 小時就拋棄。但既然政府面臨五一連假仍戒慎恐懼的呼籲民眾要避免前往人潮眾多的景點，不就意味著政府認定目前社區內仍極可能存有尚未發現的新冠肺炎患者，出遊可能會遇到這些人，上班或上學就不會遇到嗎？因此理想上，正確的防疫策略應該是讓民眾出門時都戴著具有充足防護力的口罩，才能確保零確診，早日讓疫情趨緩。

倘若國內的口罩產量和庫存量真的不足，導致民眾必須戴著防護力降低的口罩好幾天就算了，如今既然政府認定口罩庫存和未來產量如此充裕，可以開放民眾決定捐贈，那麼是否更應該先提高民眾購買口罩的數量上限，別再強迫民眾被迫長時間戴防護效力減弱的口罩增加感染風險？難道確保國人的健康比不上做外交來的重要？

然而令人失望的是，衛福部長陳時中昨天竟然語出驚人的表示，他個人覺得國人 14 天用超過 9 片口罩有點浪費。陳部長或許認為他個人每天出門接觸到的人都一定很健康，可以不需要總是戴著最新、防護力最強的口罩，但陳時中自己都說過的，篩檢了尚且可能有偽陰性或偽陽性，那更別說沒有篩檢過之前，又有誰可以保證自己每天接觸的人都一定是健康的？陳時中自己要省著用、要用電鍋蒸口罩，不重視自己的健康、不使用防護力最好的口罩是他的個人自由，但只要國內口罩產量與庫存充足，他就沒有權力強迫其他國人也要承受這樣的風險！

2020 年 5 月 1 日
中央流行疫情中心對新冠肺炎潛在患者人數的評估簡報，有足夠科學根據佐證？

4 月 28 日中央流行疫情指揮中心指揮官陳時中在記者會上洋洋灑灑列出一堆數據，來為現行的新冠肺炎篩檢政策背書，再度表達反對擴大篩檢或在社區抽樣篩檢的立場。一時之間網路上許多民眾也不知是否真的搞懂了他列出的每個數字背後的意義和科學根據，就紛紛大力讚揚政府的篩檢策略，認為這番解釋足以堵住支持擴大篩檢或在社區抽樣篩檢者的嘴。但果真如此嗎？今天就花點篇幅來跟大家分析陳時中列出的各種數字，並探討其背後是否都有足夠的科學根據佐證。

陳時中首先指出，目前全國共有 2359 萬 6493 人，當中共有 479 萬 5953 人在過去 1 百天曾因為呼吸道相關症狀就診，而其中共有

60956 人被挑出來篩檢，從中得出了 429 位確診者。這部分數字是客觀統計數字，相對沒有問題。

　　接著陳時中談到敏感性、特異性、偽陰性、偽陽性等專有名詞，簡單來講，當篩檢百分之百準確時，篩檢出陽性的人就是患者，陰性則是健康的人，但篩檢很難做到百分之百精準，所以敏感性指的是有病的人被檢出陽性的比例，當有病的人被篩成陰性就是偽陰性，而特異性則是沒病的人被檢出陰性的比例，若明明沒病的人被篩成陽性就是偽陽性。因此敏感性和特異性越高的篩檢方式，越能替我們檢查出真相，既能減少作為漏網之魚的偽陰性，也能避免被冤枉的偽陽性。

　　所以接著陳時中開始推算臺灣地區新冠肺炎的盛行率，乃至於各種篩檢方式的敏感性與特異性，再告訴國人擴大篩檢後的結果，但這時當中一部分數字的假定是有待商榷的。陳時中分別針對兩種人當中的潛在患者計算，一種是將近 480 萬位百日內曾因呼吸道症狀就診的民眾，另一種是剩下 1800 多萬的國人，並針對這種兩人，分別以推估出來的新冠肺炎極大值與合理值盛行率，計算若採用 PCR 和快篩這兩種不同篩檢方式時，會產生怎樣的結果。而 PCR 和快篩的敏感性與特異性數值，將決定篩檢結果是否準確且效益高，但指揮中心的報告中坦言，敏感性與特異性數值都是假設出來的，然而如果實際上這些數值更高，或者未來可以拉到更高，那麼擴大篩檢效益偏低的說法就無法成立。

　　再看指揮中心假設的新冠肺炎盛行率，在有呼吸道症狀就診的人部分，指揮中心以確診的 55 位本土病例當分子，將本土 31156 位篩檢過的民眾當分母 (其餘篩檢過的國人是從國外回來的)，得出 18/10000 的最大值盛行率，再根據這個數值計算分別用 PCR 和快篩後，可得出多少偽陽性、偽陰性、真陽性、真陰性。而當使用精準度較高的 PCR 方式時，指揮中心的簡報都坦承，可以多篩出 8208 位真正的陽性患者，只會出現 479 名偽陽性和 432 名偽陰性，一味擔心這 9 百多人，不惜放任 8 千多人在外面亂跑傳染給更多，這樣的邏輯委實讓人難以

理解。

至於採用所謂的合理值盛行率計算時，指揮中心的簡報宣稱，縱使採用 PCR 篩檢法，也出現偽陰性、偽陽性遠多於真陽性的情況。但這個合理值數字怎麼得出的？這邊的分母改成了全體有呼吸道症狀就診者的 480 萬人，但是分子卻只有 75 人，陳時中 28 日口頭解釋時宣稱，「假設這些沒有被醫生檢查過的人，相較檢查過的人罹患率更低，把他加一個 50%，55 個 +75 個，社會可能有 75 個患者是以現在方式檢查不到的」，從這段描述內容相當不精確的說明中，勉強可以推論出，75 這個數字大概是由 55 位本土病例再乘 1.5 倍得出的。但是相較於計算最大值時分母是 31156，合理值分母增為 480 萬，多了 154 倍，分子的部分憑甚麼認定只乘以 1.5 倍就夠了？就算未經篩檢的呼吸道症狀患者感染機率較低，有低到差了 1 百多倍？相關科學根據何在？指揮中心完全沒有在簡報或口頭描述中說明。

然而卻因為 75 這個可能被低估的預估數字，導致指揮中心得出在合理值盛行率計算下，縱使對有呼吸道者採用 PCR 篩檢法，也會出現偽陰性、偽陽性遠多於真陽性的情況，所以並不划算。但 75 這個前提本身就缺乏足夠根據，倘若前題都有問題，結論自然更無法成立。

再看簡報中對於 1800 萬無症狀國人裡邊，可能會有多少人感染新冠肺炎的計算，極大值盛行率部分採用的數字跟前面針對呼吸道症狀患者一樣，為 18/10000，在此前提下，採用 PCR 方式篩檢，將找出 30780 位患者 (真陽性)，只會篩出 1797 名偽陽性和 1620 名偽陰性，在此前提下還反對篩檢的人，大概是覺得自己一定不會成為那 3 萬多個不幸染疫的人之一，也不會不小心遇到他們被傳染，才會斤斤計較相關的篩檢花費和區區一千多名相對造成的偽陰性與偽陽性吧。

而針對無症狀民眾染疫人數採用合理值盛行率計算時，合理值盛行率分母為 1800 萬，相對沒有問題，但分子 10 怎麼來的？陳時中 4 月 28 日口頭說明時只簡短的一句「我們現在躲起來的可能 10 個」就帶過，可能 10 個是他說了算？有甚麼根據？到底這 10 人是從哪算出

來的？是我們目前 429 位確診者中，有 10 人是沒有症狀但因為有接觸史獲得篩檢而確診的本土病例？（但我實際算過人數為 6 人）還是指的是我們 55 起本土病例中，10 起查無感染源的本土病例？如果是後者，這些人通通是有呼吸道症狀才篩檢的，屬於前面有呼吸道症狀的 480 萬人，不屬於這 1800 萬無症狀民眾，在此怎麼能用他們當成分子？

如果指的是前者，這樣的假設值也缺乏根據，我們怎麼能因為在篩檢過的 6 萬多人中，只有 10 人是沒有症狀的本土病例（實際上計算過是 6 人，姑且不管這點差異），就認為剩下 1800 萬人當中，也只會有 10 人是無症狀患者？分母多了 300 倍，結果分子竟完全不變，或許指揮中心認為因為在有無接觸史的差異下導致可能性大幅降低，但機率會差到 3 百倍之多嗎？這樣的假設又有多少科學根據呢？指揮中心同樣沒有任何解釋。

因此儘管乍看指揮中心洋洋灑灑列出了一堆數字和算式，得出了普篩效益不高的結論，但當中合理值盛行率所採用的數值，都是在未能證明有足夠科學根據下自行採用的，如果這些數字實際上更高，那麼普篩就有效益。更別說即使依照這份簡報，在最大值盛行率之下，用 PCR 方式篩檢也顯得相當划算。指揮中心或許有辦法靠這份簡報，說服一些根本不去細究計算推估過程是否合理的民眾，但若真想讓包括我在內的其餘民眾信服，就必須說明 75 和 10 這兩個數字到底怎麼假設出來的？否則憑甚麼用一些缺乏根據的假設數字，就告訴國人普篩效益不高，放走的漏網之魚和冤枉的國人將遠多於找出的真實患者，因此不宜實施？

順帶一提，陳時中很愛講若有潛在的無症狀患者，必然伴隨有症狀患者，而臺灣針對有症狀者篩檢後出來的確診者不多，表示潛在的無症狀患者人數有限。但他大概不知道，美國疾病管制暨預防中心曾指出有 25% 患者無症狀，冰島自願受檢的確診者當中更有 50% 無症狀，相較我國只有約 7% 確診者是無症狀患者，陳時中到底憑什麼樂

觀的認為我們的無症狀患者比率真的可以比別國低那麼多？希望不要是基於一些提不出嚴謹科學根據的假設數字。

2020 年 5 月 2 日
擴大篩檢將篩出大量偽陽性？從政府過往篩檢的結果看好像不是這麼一回事…

4 月 28 日中央流行疫情指揮中心指揮官陳時中反對擴大新冠肺炎篩檢或在社區抽樣篩檢時強調，因為在篩檢無法做到百分之百精準之下，對於人數眾多但相對染疫風險較低的一般民眾擴大篩檢，除了會篩出偽陰性 (實際上染疫但驗出來顯示為陰性未感染，也就是漏網之魚) 之外，更會出現不少偽陽性 (實際上健康，但卻被篩檢成陽性即染病的被冤枉者)。

然而到底偽陰性、偽陽性人數有多少，取決於疾病盛行率和試劑準確度，偏偏兩者的數字都不是經過百分之百證實的，而是指揮中心用假設得出的 (至於哪些假設的數字有問題，歡迎參考我昨天的文章 https://www.facebook.com/507267163013329/posts/767589986981044/)，其中關於驗出偽陽性的機率，對比目前實際檢驗的結果，更不禁讓人困惑是否明顯高估了？

理由很簡單，根據指揮中心 28 日的簡報內容，過去扣掉從國外回來的民眾後，我們在臺灣本土用 PCR 方法篩檢了 31156 人，找出 55 位本土病例，而指揮中心接著假設 PCR 篩檢方法的敏感性為 95%(敏感性指的是有病的人被檢出陽性的比例)，特異性為 99.99%(特異性則是沒病的人被檢出陰性的比例)，理論上自然敏感性和特異性越高，越不會有漏網之魚或被冤枉的人，也就越能安心擴大篩檢。

而依照上述指揮中心的假設特異性數值，則當 31156 名受檢對象中，實際上健康人數為 31101 人時，理論上其中應該會有 3 人在一開始被誤篩成陽性，也就是明明健康卻被誤會成感染者。但實際上有這

樣的人嗎？從 1 月指揮中心成立對民眾篩檢以來，好像沒有人聽說在臺灣地區篩檢時實際上出現偽陽性的情況吧？所以這是否意味著，我們的 PCR 篩檢方法準確度遠比指揮中心假設的高多了？

反對擴大篩檢者常常喜歡強調偽陰性和偽陽性的問題，但偽陰性問題不能構成拒絕擴大篩檢的理由，因為在這些人已經染疫的前提下，縱使篩檢後無法發現他們染疫、無法將他們隔離治療避免更多人被傳染，難道不篩檢他們就會自己痊癒就不會傳染別人嗎？而且在如今篩檢率低的情況下，更不會有多少人因為自己篩檢過後呈陰性就開始不戴口罩，畢竟有警戒心的仍會擔心自己周遭有潛在的患者。所以陳時中強調篩出偽陰性後這些人就不會戴口罩反而傳染給他人的說法無法成立。

擴大篩檢比較可能造成的問題是偽陽性，因為必須要馬上加以隔離、確認，縱使最後發現是虛驚一場，當大量偽陽性出現時，也將造成醫護人員沉重負擔。然而如果臺灣實際篩檢過程中都沒出現偽陽性，是否就意味著原本擔心因為精準度問題出現偽陽性造成醫護人員不必要的過重負擔的疑慮並不成立？

如前所述，倘若 PCR 篩檢方法特異性只有 99.99%，那我們實際上篩檢 31156 位民眾時，31101 位真實情況呈陰性的人應該會有出現 3 名偽陽性，但是並沒有傳出這樣的情況（如果真的有，指揮中心就請公布出來，否則憑甚麼明明沒發生，卻硬要假設我們篩檢方式精準度不高因此會很容易出現偽陽性所以不能擴大篩檢？），而倘若特異性為 99.997% 時，將篩出 0.93303 位偽陽性，也就是應該出現 1 位；特異性為 99.998% 時，將篩出 0.62202 位偽陽性；特異性為 99.9985% 時，將篩出 0.466515 位偽陽性，四捨五入後也會出現 1 人，但根據至今政府發布的公開訊息，顯然我們不曾篩出任何一位偽陽性民眾過，那麼是否表示我們的 PCR 篩檢方法特異性其實至少高達 99.9985%？

那麼根據 99.9985% 這個數字，縱使按照指揮中心 4 月 28 日那些不知道從何推估出來，有無低估的新冠肺炎合理值盛行率，當我們對

於過去 1 百天曾因為呼吸道症狀就診的 480 萬民眾採 PCR 方法篩檢時，只會出現 72 位偽陽性，但可以找出 71 名新冠肺炎患者（在此先接受指揮中心假設的 PCR 方法敏感性不予更動）；對於剩下 1800 萬未因為呼吸道症狀就診民眾用 PCR 方法篩檢時，固然會出現 270 位偽陽性，但也可以找出 9 名真實患者。更別提如果在極大值盛行率之下，縱使是對 1800 萬未因為呼吸道症狀就診民眾用 PCR 方法篩檢，找出來的患者人數 (30780) 也將遠多於偽陽性人數 (270)。

難道我們的醫療量能連區區 270 位偽陽性都無法暫時承受會因此瞬間崩盤？顯然不會，那如果這樣還覺得不應該擴大篩檢的人，莫非認為這些潛在患者的命很不值錢，不值得政府盡早花錢篩檢發現他們予以治療？還是他們個個神功護體，所以有自信他們自身或親朋好友都不會成為這不幸的潛在患者的一員？

由本文的分析，可以看出篩檢方式精準度的高低，將影響擴大篩檢的效益，指揮中心給出了一些不知道從何假設出來的精準度數值，告訴民眾擴大篩檢效益不高，但是這些數字準嗎？從現實篩檢的結果看，政府恐怕低估了我們的篩檢精準度。所以光憑這些資料並不足以說服如同我這樣支持擴大篩檢的人打消念頭。

而支持政府政策的民眾也不應放棄知識分子應有的懷疑精神，支持政府做好防疫工作，不等於必須要支持政府原本不夠好的政策，更不等於不能鼓勵政府改用更好的政策。否則如果只要是政府提出的政策就不應懷疑應該持續支持的話，政府 2 月初鼓吹搭捷運不用戴口罩、健康的人不用戴口罩，那麼是否大家到現在也應該繼續不戴口罩？

篩檢量能持續提升，同一種篩檢方式的精準度理論上也應該持續提高，既然如今每天都有超過 3 千多件檢驗量能可以運用，那麼在精準度足夠的情況下，逐漸擴大篩檢，了解社區真實感染情況，找出更多潛在的無症狀感染者，作為政府鬆綁一些管制措施的依據，到底有甚麼不好呢？

圖為 4 月 28 日指揮中心作的簡報，用他們假定的數值來論證擴大篩檢沒有效益，因為篩檢後出現的偽陽性人數可能遠多於找出的真實患者。但這些數字誠如本文所言，在實際篩檢了 31156 人後都沒出現偽陽性的事實基礎上，顯然無法成立。（請見第 149 頁，圖 11~18。）

2020 年 5 月 5 日
陳時中呼籲民眾保持警覺戴口罩好棒，韓國瑜提高警覺舉辦防疫演習就是作秀？

儘管臺灣地區連續 22 天未新增新冠肺炎本土病例，但衛福部長陳時中仍呼籲民眾未來縱使政府鬆綁部分管制措施時仍要繼續戴口罩。對於他這樣的說法，多數民眾也能共體時艱，不會因此有人認為他小題大作或製造恐慌。

但相對的，5 月 3 日高雄市府舉行因應新冠肺炎社區感染的防疫演練，網路上卻馬上有大量民眾痛批韓國瑜，有人表示「好了啦恐慌仔，臺灣防疫世界模範、是不是很失望？」「大家來幫韓總宣傳：高雄是全臺最危險的地方」，還有人罵韓國瑜在「作秀」。

然而回頭思考一下，為何陳時中部長要大家必須持續戴口罩？不就是因為他認為社區內仍可能潛伏著尚未被發現的新冠肺炎確診者，而且數量或許沒有太少，所以才有這樣的必要性？如果大家都戴口罩，那麼被這些漏網之魚傳染的人就不會太多。但如果大家都不戴，難免會有人遭殃。

然而除了公部門、醫院、銀行、郵局等部分單位可以祭出強制民眾戴口罩不然禁止入內的措施之外，在戶外或者許多私人單位，是否戴口罩根本取決於民眾自身意願，政府的說法只是參考用，如果不遵守根本缺乏強制力。

因此在無法確保所有民眾都戴口罩都可以避免被感染的的前提下，韓國瑜做為市長，負責任的因應可能出現的社區感染現象舉行演

練有甚麼不對？難道要等到真的突然發生時，才毫無經驗手忙腳亂地因應，再因為不熟悉而出錯？萬一屆時有人因此被感染怎麼辦？不趁疫情還不嚴重有餘裕時先演練，難道要等到很嚴重沒空閒時才演練嗎？覺得不需要先演練的民眾到底是覺得人類對於新冠肺炎有多熟悉，各種步驟都已瞭若指掌了？

然後不曉得有沒有人一邊讚美陳時中呼籲民眾繼續戴口罩的政策，一邊痛罵韓國瑜舉行防疫演練的？病毒不分藍綠，逢韓必反到了連防疫演練也要反對的人，莫非是覺得打擊韓國瑜比起確保高雄市民健康更重要？如果有人為了政治可以如此泯滅人性，不在乎同胞的死活，實在令人感到難以置信。

2020 年 5 月 7 日
口罩有戴就好，不必管防護效果是否明顯減弱？

臺灣地區連續 21 天未新增新冠肺炎本土病例，導致最近中央流行疫情指揮中心召開記者會時一再被詢問是否將鬆綁部分管制措施？對此指揮官陳時中強調，鬆綁的前提是民眾仍必須保好戴口罩等習慣，保持的越好，越可能鬆綁。而專家諮詢小組召集人張上淳也曾分析，新冠肺炎在臺灣傳不太出去跟戴口罩有關。上述言論都顯示政府如今一方面深刻體會戴口罩的重要性，另一方面更承認臺灣至今仍有尚未被發現的新冠肺炎確患者，而且數量可能不算太少，否則何必呼籲全民戴口罩？(陳時中曾親口承認可能有這樣的漏網之魚)

但矛盾的是，在如今口罩日產量已達 1700 萬片之際(5 月更將增為 1900 萬片)，理論上多數國人都可以在 14 天內買到 9 片口罩了，為何不久之前政府卻要公開教導民眾用電鍋蒸口罩呢？而且當時教學時也坦言，蒸過 3-5 次後口罩防護效果就會明顯減弱，建議丟棄。

事實上醫療口罩設計本來就是一次性使用為原則，正常醫護人員每 4 小時就會予以更換。就算一般人面臨的風險低於醫護人員好了，

但陳時中部長既然一方面都呼籲民眾之後仍要保持戴口罩習慣了，表示他認為民眾在社區遇到潛在患者的可能性也沒有太低，那麼為何另一方面政府還要呼籲大家使用蒸過後效力減弱的口罩？為何還要呼籲大家把自己可以買的口罩份額省下來響應捐口罩給外國的活動？（省下來的人之後出門不用戴口罩？是否就要用蒸過的口罩？或者不蒸但是一個口罩戴好幾天，防護力也將因此明顯降低。）

或許政府以為有很多民眾不用常常出門，所以可以把口罩省下來捐給國外？問題是如今我們的學校並未停課，各級學校學生人數就有432萬5121人；3月主計處資料也顯示就業人數高達1151萬3千人，就算扣掉如今政府資料顯示放無薪假當中的1.88萬人好了，就業和就學人數加總就高達1582萬人，這些人一週通常至少出門5天，14天9片口罩已經偏少了，剩下的國人當中，不少長輩也因慢性病有出門需求，真正口罩多到可以不用蒸或重複用，仍可以大量捐出去的到底還能有多少人？

倘若之後有國人因為信了政府的宣傳論述，明明常常出門，卻選擇用電鍋蒸口罩或重複戴口罩，把自己可以買的份額內口罩捐出去了，結果因為口罩效力減弱不幸感染怎麼辦？難道依照我們的政府的邏輯，口罩有戴就好，不必管防護效果是否明顯減弱？從醫學的角度來講，答案當然是否定的，但從政府種種自相矛盾的論調當中，卻不禁讓人產生了這樣的困惑。

2020年5月27日
磐石艦新冠肺炎感染源來自本土，叫大家不戴口罩的綠色高官和立委不用道歉？

昨天中央流行疫情指揮中心召開公布磐石艦新冠肺炎群聚感染的進一步報告，指出在該艦造訪帛琉前船上已有人發病，顯示3月當時國內有零星社區感染個案，並坦承磐石艦染疫官兵算是本土病例。

所以我說，當初強調社區很安全、鼓吹健康的人不用戴口罩的衛福部高官和綠色網民，以及自己不戴口罩還要求柯文哲、侯友宜、韓國瑜拿下口罩的民進黨立委們，要不要出來道歉一下？搞不好當初第一位在臺灣感染新冠肺炎的磐石艦官兵，就是信了你們的話，才不戴口罩而不幸染病的。甚至磐石艦出訪帛琉時也因我們蔡政府的政策，讓官兵未全程戴口罩，還好沒有傳染給帛琉人，否則對友邦怎麼交代？

這次報告還了帛琉一個清白，證實不是他們傳染給我們的官兵，但綠色高官、立委和網民卻欠大家一個道歉，不只欠國人，更欠帛琉。

2020 年 5 月 30 日
曾篩檢過健康的民眾二度檢驗仍確診，社區內 2300 多萬人沒篩檢過，政府卻敢斷言臺灣社區沒有潛伏的新冠肺炎患者了？

就在昨天中央流行疫情指揮中心的記者會上，政府一邊告訴人民有一位從俄國返國民眾第一次篩檢時為陰性（也就是健康的），但第二次篩檢時卻呈現陽性，也就是感染了新冠肺炎；但同時政府又表示因為過去四十多天在社區檢查了一萬多人都沒有人感染新冠肺炎，所以表示臺灣社區沒有潛伏的新冠肺炎本土病例存在了（講這話的為中央流行疫情指揮中心專家諮詢小組委員李秉穎）。

但既然曾經檢查過為健康的民眾，第二度接受檢查時都可以呈現已感染情況，全臺有 2300 多萬人沒經過篩檢，政府卻可以斷言這些人都沒感染？然後過去一個多月篩檢過的一萬多人裡面，又有幾人是經過比較慎重的兩次篩檢確保並非偽陰性的？

說也奇怪，指揮中心在抗拒擴大篩檢時，老是強調篩檢有精準度問題，可能出現偽陰性（也就是實際上已感染的人篩檢結果呈現健康無感染狀態），但是對於曾經篩檢但只篩檢一次的民眾，卻不擔心

他們是偽陰性？自己都不會對於這樣的雙重標準感到矛盾？事實上，昨天公布的案 442 這樣一採陰二採陽的偽陰性情況在臺灣並非唯一個案，案 440、案 333、案 41，還有至少 5 位磐石艦上官兵，也都曾是一採陰二採陽的偽陰性。

況且既然指揮中心都坦承過往有十起查無感染源的本土病例，那除非這些人的傳染源都是外國人且已離臺，或者雖是本國人但已自動痊癒，否則有甚麼理由敢斷言如今臺灣社區沒有潛伏的新冠肺炎患者存在了？但這十人包括高級社區保全、師大學生、酒店公關、工作室老闆、護理師等，居住地遍布臺北、新北、桃園、臺南，有男有女有老有少，生活圈各異，顯然不可能都被同一個人傳染，有這麼剛好他們的感染源都是已出境的外國人？或有這麼剛好他們的感染源都身強體壯不藥而癒了？如果新冠肺炎患者都可以不藥而癒世界各國還要如臨大敵的鎖國封城？還是這個肆虐全球的病毒到了臺灣也知道要「順時中」於是瞬間變得這麼脆弱？

除此之外既然指揮中心證實磐石艦到達帛琉前船上已有人感染新冠肺炎，那麼傳染源不也是在臺灣社區內？指揮中心一邊呼籲民眾貫徹防疫新生活，出門時與他人保持社交距離或戴口罩，一邊又基於最樂觀前提假設斷言新冠病毒在臺灣社區不存在，豈非鼓勵民眾掉以輕心不遵守社交距離或戴口罩規範？

政府這樣的防疫宣傳口徑政策，雖讓人越看越矛盾，不過也不難理解，一方面這個很親資方不重視勞工權益的政府當然希望民眾趕快安心出門旅遊消費救救各行各業，但另一方面心中也怕在鬆綁邊境管制前，就真的有人被潛伏的社區內患者感染，只好同時提出了看似矛盾的主張。政府有政府的考量，但一般民眾為了自己的健康著想，出門時還是盡量與他人保持社交距離或戴口罩吧！

2020 年 6 月 3 日
今稱願追隨美國加入新平臺，陳時中之前說好的積極爭取加入世界衛生組織 (WHO) 呢？

美國總統川普宣布美國將退出世界衛生組織 (WHO)，對此我方衛福部長陳時中表示，若美方未來真的退出世衛，世界應該要建立一個新的平臺，臺灣也會積極爭取加入。

所以陳時中部長最近幾個月，乃至於蔡政府過去 3 年積極爭取重返世界衛生組織的世界衛生大會 (WHA) 都是講好玩的？怎麼美國不參與了就馬上跟著轉彎想要追求加入其他平臺？因為美國是世界最有影響力的國家所以必須要跟著美國走？目前為止可沒有任何主要國家跟進美國喔，假設最終真的只有美國退出 WHO，我們和美國共同成立一個新的平臺，自絕於其他國家之外，這樣就可以自欺欺人的說我們不再是國際孤兒了嗎？

相較於近幾十年的歷任美國總統和如今的各大主要國家領袖，川普無疑是最開全球化、多邊主義倒車的一位總統，結果號稱要爭取國際參與不再當國際孤兒的蔡英文政府，卻選擇緊緊跟隨川普，這樣的外交決策水平，有事嗎？美國固然是我們最重要的安全保障對象，但如果蠢到以為因此甚麼政策都必須不顧自身國家利益追隨美國，這樣的外交水平基本上已經倒退一百多年，回到義和團式非黑即白認知水準。

2020 年 6 月 18 日

鬆綁對外國商務人士居家檢疫規定，陳時中忘記自己一再強調的偽陰性問題？難道臺灣的篩檢技術碰到外國人特別精準？

衛福部長陳時中宣布鬆綁對 15 個中低風險國家 / 地區短期來臺商務人士的居家檢疫規定，如果他們來臺將待的時間不超過 3 個月，且來之前 14 天無其他國家旅遊史，且在登機前準備有 3 日內採檢新冠肺炎呈陰性 (未感染) 的報告，就可以在入境後 5 到 7 天自費篩檢呈陰性後，提早結束隔離，不再需要隔離 14 天。

然而陳時中部長似乎忘了，之前許多人問他為何不針對沒有症狀的臺灣民眾 (不管是從外國回來的，或者是國內確診者的接觸者) 進行 pcr 篩檢確認有無感染新冠肺炎時，他告訴大家因為對沒有症狀的人篩檢，一方面因為篩檢精準度有限可能篩出偽陰性 (也就是明明感染了實際上應該是陽性，篩檢結果卻測不準呈現無感染的陰性)，而這些人可能會因此降低戒心，到處走動，結果傳染更多人，所以政府要維持原則上對有症狀者才篩檢的策略，因為有症狀者病毒濃度比較高，比較不會測不準。

這些話言猶在耳，怎麼遇到外國商務客就通通不適用了？難道同樣在臺灣篩檢，沒有症狀的臺灣人就特別容易呈現偽陰性，但沒有症狀的日本人、澳洲人就不會被篩成偽陰性？我們的篩檢技術碰到外國人時就變得特別精準都不會出現錯誤了？這種自我打臉的政策，到底是基於防疫和醫學公衛專業考量做出來的，還是為了滿足財團商業利益需求，做出的決策呢？如果他要說這次的決策是基於醫學專業做出的考量，那豈不就證實了他之前堅持不肯對無症狀國人篩檢的策略是錯誤的，應該要從現在開始改弦易轍？

表面上這次鬆綁的對象要經過兩次篩檢陰性才能解除隔離，但第一次篩檢是在外國，許多民眾口口聲聲不相信大陸的篩檢精準度，甚

至也對臺灣的篩檢精準度缺乏信心，認為一擴大篩檢馬上會有大量偽陰性偽陽性，那對於本次鬆綁的蒙古、不丹、汶萊的篩檢技術，怎麼又充滿信心了？之前我們磐石艦上就有官兵採檢三次才確診，可見兩次並不保險。

還是對於有些人而言，只要是民進黨政府做的決策，就算跟之前公布的政策有所矛盾，也可以不顧自己的健康安全，盲目的自動轉彎護航到底？政治是一時的，健康是長遠的，就算不願意公開譴責陳時中的髮夾彎，為了自己的健康，還是從現在開始恢復出門戴口罩的習慣，別再降低戒心了！

2020 年 6 月 28 日
各國開放邊境時不納入臺灣是因為大陸阻撓？那當年各國給臺灣免簽卻不給大陸時怎沒有政治因素作梗問題？

最近許多國家受不了經濟壓力開始鬆綁邊境管制，然而從日本、澳洲到歐盟各國，卻都沒有將臺灣納入鬆綁對象，大陸反而被歐盟有條件列入，這令許多臺灣人不解，為何政府宣稱臺灣防疫表現世界一流，卻獲得如此待遇？對此衛福部長陳時中早就宣稱是政治因素導致，網路上許多民眾也附和這種論調，表示都是大陸在從中作梗阻撓。

可說也奇怪，想當初在國民黨馬英九政府爭取之下，歐盟、英國、美國等紛紛開放臺灣民眾免簽證入境，給臺灣免簽證的國家數量高達一百多個，是給大陸免簽證國家數量的 3 倍。如果各國在開放外國人入境時，是以政治作為優先考量而非專業的話，怎麼當初各國先開放免簽的對象是臺灣而不是大陸？又如果大陸真的對各國影響力這麼大的話，怎麼那時無法讓各國對大陸開放免簽只能眼睜睜看著各國先對臺灣開放？

事實上大陸新冠肺炎篩檢人數已超過 9 千萬，超過總人口比率 6%，反之臺灣才篩了 7 萬人，占總人比率 0.3% 而已，過低的篩檢率，

當然無法說服各國徹底相信，臺灣真的安全了，否則這幾天蹦出的留臺日本學生返日後馬上確診新冠肺炎要如何解釋？誣賴日本檢測錯誤？

與其動不動懷疑別人的檢測結果並且把一切推給對岸打壓，為什麼不自己主動擴大篩檢以平息外界懷疑呢？老是為了在臺灣沒有出現過的偽陽性而窮緊張拒絕擴大篩檢，到底是對臺灣的醫療量能有多沒信心？之前我們同時有 3 百多人因新冠肺炎住院時，醫療量能都沒有垮，未來就算不小心真的篩出 1、2 位偽陽性，醫療量能馬上就會垮掉？這邏輯實在令人無法理解。

2020 年 6 月 29 日
誇口臺灣防疫表現世界一流，卻老是擔心臺灣篩檢精準度世界三流，擴大篩檢會出現一堆偽陽性？

民進黨政府堅持只對少數民眾作新冠肺炎篩檢的政策，並以獲篩檢者都呈陰性未感染為由，宣稱臺灣社區很安全，還說如果擴大篩檢將篩出一堆明明沒有感染卻被誤以為感染的偽陽性，因此不能這樣做。許多民進黨支持者也信服政府這套理論，並痛批擔心臺灣社區還有潛伏新冠肺炎患者的民眾是唱衰臺灣。

可說也奇怪，政府老是告訴我們臺灣防疫表現世界一流，許多民進黨支持者則口口聲聲嘲笑大陸的篩檢精準度低常出狀況，那怎麼輪到有人倡議臺灣應該擴大篩檢時，這些人卻馬上改口，認為以臺灣的篩檢精準度，擴大篩檢會出現一堆偽陽性？到底這些人眼中臺灣的篩檢精準度是高還是低我都搞糊塗了，如果在他們眼中臺灣篩檢精準度也沒比大陸高到哪去，那他們還好意思嘲笑大陸？又難道在他們眼中，臺灣防疫表現固然世界一流，但是篩檢精準度除外？那他們這樣的想法，難道不算唱衰臺灣？畢竟臺灣明明沒有篩出偽陽性過，這些人卻一直堅稱只要擴大篩檢一定會篩出一堆偽陽性。

當然蔡政府和支持者會說，因為臺灣新冠肺炎盛行率不高，所以擴大篩檢不僅不划算，相對也更可能出現偽陽性，可是沒有篩檢之前誰能掌握精準的盛行率？而且對比紐西蘭，他們的人口只有我們的 2 成，但是篩檢過的人數卻是我們的 5 倍，總人口當中獲篩檢比率，紐西蘭是我們的 26 倍。人家紐西蘭大量篩檢之下，新冠肺炎確診者 (包括疑似案例) 也只是我們的 3 倍而已，盛行率不高，怎麼人家就不擔心偽陽性問題繼續拼命狂篩？(6 月 27 日紐西蘭篩了 5321 人，臺灣才篩 155 人…)

難道誇口臺灣防疫表現世界一流的蔡政府這時又要告訴我們，臺灣醫療量能比人口只有我們 2 成的紐西蘭還小，所以人家在篩檢 1176 個確病病例的同時篩出了 350 個疑似病例，醫療量能都不會垮，而臺灣卻只要篩出幾十個偽陽性馬上醫療量能就無法負荷？

2020 年 7 月 1 日
篩檢相當精確卻一直找不到社區潛伏的新冠肺炎患者？臺灣精確的只是篩檢技術而不是畫地自限的篩檢政策。

衛福部長陳時中 6 月 29 日談到新冠肺炎疫情時表示，他相信在臺灣社區裡面還有零星的感染源，「我從來沒有否認這件事」，又指出臺灣在篩檢方面有一定的計畫，可說是全世界當中做得相當精確的。

然而如果陳時中說的兩句話都屬於事實，那為什麼臺灣的篩檢這麼精確之下，卻連續 2 個半月無法找出仍潛伏於社區的漏網之魚呢？兩者顯然是矛盾的，唯一的可能，就是臺灣地區仍有潛伏患者，篩檢本身技術方面的精準度也沒有問題，但是因為篩檢政策有問題 (但是不可能反過來是篩檢技術有問題，篩檢政策精確性沒問題，否則篩檢精準度超低之下，到底要憑甚麼精確的找出患者？)。

因為蔡政府一天只挑出區區一百多人來篩，而以新冠肺炎的特性，除非經過篩檢，否則任何人都可能是潛在患者，這種畫地自限只

篩檢少數人的做法，既不能保證真的都挑到風險最高的人來篩，且相較於其他一天篩檢上千甚至上萬人的國家，當然也更難找出潛伏的患者，因此理論上一個國家只要篩檢的人數越少，篩檢政策的精確性相對就會降的越低。

此外還有一點相當矛盾，既然陳時中認為社區還有潛伏患者，又認為我們的篩檢相當精確，那為何不願意擴大篩檢堅持每天只篩 100 多人？之前他老是強調篩檢有精準度問題會出現偽陽性，可是如今說臺灣篩檢精確性高的也是陳時中，那到底臺灣的篩檢技術精確度是高還是低？如果我們的篩檢技術精確性明明就很高，到底政府有甚麼理由非要抗拒擴大篩檢？

圖為臺灣地區每天接受新冠肺炎篩檢的人數，相較其他國家或地區，簡直低到匪夷所思（請見第 151 頁，圖 22、23。）

2020 年 7 月 30 日
泰籍移工、日本女大生接觸者全篩檢，蔡政府說好的不宜對無症狀者篩檢還成立嗎？

長期待在臺灣的泰國移工返泰後隨即確診新冠肺炎，這次政府和上次的日本女學生返日後確診一樣，馬上找了所有他們在臺灣能找到的一百多個密切接觸者全予以採檢。

相較於之前本土病例案 379 酒店女公關確診新冠肺炎後，政府匡列了 123 位接觸者卻只採檢 22 人的做法，這兩次政府的作法有進步了。但既然如此也讓人感到困惑，之前政府拒絕擴大篩檢時老是說對無症狀者篩檢容易測不準，會出現偽陰性，又說擴大篩檢容易出現大量偽陽性造成醫護人員難以負擔，因此當時政府強調對於入境者和確診者的接觸者原則上都採取有症狀才加以篩檢的作法。如果當時政府的說法是成立的，怎麼如今又可以對所有接觸者不管有無症狀都篩

檢，不用擔心偽陰性偽陽性問題了？

　　如果政府當初的說法是對的，表示如今的作法是有問題的；如果政府現在的做法是對的，表示當初的說法是錯的，兩者不可能同時正確。至於哪一個是錯的？其實很好判斷，只要看看如今接觸者全篩檢完後，有沒有出現甚麼大量偽陽性癱瘓醫護人力的亂象，就知道當初用這種理由抗拒擴大篩檢，有多麼荒唐了。

2020 年 8 月 2 日
比利時工程師確診，說好的隔離 14 天就可以痊癒以及臺灣社區不可能有潛伏患者呢？

　　一位比利時工程師 5 月初入境臺灣，7 月底因為準備返國，在母國規定須出示篩檢結果下，於臺灣自費篩檢，結果發現自己確診新冠肺炎。對此中央流行疫情指揮中心表示還在釐清工程師是在外國或臺灣感染的。

　　回想起之前在網路上質疑政府的篩檢政策時，曾遇到支持政府的民眾宣稱就算有入境的無症狀患者，經過 14 天隔離後也可以自動痊癒了；還有人宣稱，臺灣持續對社區內有症狀的民眾採檢卻一直沒有人確診，表示臺灣也不會有潛伏的無症狀患者，指揮中心的專家諮詢小組委員李秉穎醫師更曾直接斷言臺灣社區已不存在新冠病毒。

　　如果工程師是在入境臺灣前就感染，印證了政府對無症狀入境者不篩檢就結束 14 天隔離期的作法是有問題的，更證明了隔離 14 天無症狀者就會自動痊癒的說法經不起檢驗；如果工程師是在臺灣感染的，更證實了在檢驗量過少之下，少數人篩檢了未感染，不等於多數剩下的人也都沒感染，臺灣社區仍潛伏著新冠病毒。

　　所以不管比利時工程師是在哪感染的，都證實了政府這種限縮篩檢的政策確實有風險，若不是他自費篩檢了，我們可能永遠不知道他感染，更無法保證沒有人會被他傳染。到底還要再來幾次這樣的案例，

才能讓我們的政府覺悟,明白應該擴大篩檢,不再上演單日最大檢驗量能越來越大(從 4 月中的 3800 到 6 月已突破 6000),每天實際篩檢的人數卻越來越少的怪象(從 4 月的 600 左右到 6 月每天只篩 100 多人)。

2020 年 8 月 3 日
臺灣新冠肺炎確診者超少、接觸者也都不會被傳染的真相:因為政府把確診標準定的超嚴苛,不把病毒量較少的弱陽性患者視為確診者?

　　針對在臺自費篩檢確診新冠肺炎的比利時工程師,衛福部長陳時中 8 月 1 日透露,一般對於首次篩檢 ct 值 34 或 35 的,都會再驗一次,這次比利時工程師首次驗 ct 值 34,第二次驗 33,判定為確診者。6 月 25 日,針對日本留學生從臺灣返日後確診新冠肺炎,中央流行疫情指揮中心發言人莊人祥說,日方宣稱留學生 ct 值介於 37 到 38 之間,屬於弱陽性,在臺灣要 ct 值低於 35 才會判定為陽性(也就是確診者)。7 月 29 日陳時中也說,從臺灣返回泰國確診新冠肺炎的移工屬於弱陽性,希望泰國進行二度採檢。

　　ct 值數字越小,表示體內病毒量越大,35 以下病毒量較顯著,而 ct 值 35 到 40 之間的所謂「弱陽性」與「偽陽性」不同,「弱陽性」表示患者體內仍有病毒,只要體內仍有病毒,就無法徹底排除傳染給他人的可能性,畢竟每個人抵抗力不同,有些人可能接觸到一點病毒就被傳染。「偽陽性」才表示檢驗過程出了狀況(可能因為健康者檢體檢驗過程遭感染者檢體汙染導致誤判),當事人身上並沒有相關病毒。

　　令人憂心的是,既然指揮中心都間接承認,日本留學生這樣體內仍有新冠病毒,在外國會視為確診者的個案,在臺灣不會被判定為確診者,那麼過往臺灣篩檢的 8 萬多人裡面,究竟有多少人明明是 ct

值介於 35 到 40 之間的弱陽性患者？對於這些人指揮中心是怎麼處理的？是予以視為陰性未染病的民眾不加以隔離治療嗎？

對此，8 月 2 日莊人祥承認，目前我國採核酸檢測（PCR）來進行確診的判讀，是要在 CT 值為 35 以下才會被判為陽性，雖然 CT 值設得太低，可能會漏掉一些真正的病人，但是升高的話卻可能會確診一堆偽陽性。他也說，國際上確診標準，從 Ct 值 35 到 40 都有國家採用。

莊人祥這番話裡面透露了兩個問題，首先刻意把「弱陽性」與「偽陽性」畫上等號混為一談，就跟許多民眾一樣，老是覺得 ct 值數字較大，就表示可能是外國驗錯了，當事人沒有感染。但實際上 ct 值數字大只是代表當事人體內病毒量較少（可能因為症狀較輕微或者已經快要痊癒了），絕不必然等於驗錯了。所以過去半年篩檢下來，除非證明真的有檢體汙染等情況導致偽陽性，否則驗出來的「弱陽性」患者就是身上帶有少量病毒的人，而不是身體健康的「偽陽性」人士。

其次，日本、泰國等世界上絕大多數國家目前公布的確診人數都遠比我們多，每個國家的醫護人力與隔離量能都有限，如果 ct 值介於 35 到 40 之間的弱陽性患者真的毫無傳染力，人家在醫療量能已吃緊的情況下還有必要將這些弱陽性患者視為確診者嗎？如果這些弱陽性患者在外國是有傳染力的，難道在臺灣就通通毫無傳染力？

而在民望黨政府把這種弱陽性患者通通視為陰性未染病的民眾不加以隔離治療之下，誰知道你我每天接觸到多少這樣的人？又有多少人在不知不覺之間被感染成為無症狀或輕症患者而不自覺？有些支持政府的民眾老是說不可能只有無症狀患者而不存在有症狀患者，卻沒想到就算你有症狀，只要你的 ct 值介於 35 到 40 之間，就算身上真有新冠病毒，仍不會被政府視為確診病例。

事實上，8 月 2 日莊人祥自己也承認了，指揮中心針對一個新病人是否為確診，初次是將 PCR 檢驗的 CT 值定於 35 以下，但當確診者要能夠出院，一定要 2 次 CT 值大於 38 才會被判為陰性才可放行。

可見指揮中心也知道 CT 值 35 到 38 之間的弱陽性患者仍有傳染力，既然如此為什麼在第一次驗時驗出弱陽性的民眾就不必隔離治療？

如果臺灣的醫療量能已被重症者擠爆，無暇因應弱陽性患者就算了，但之前連日「加零」、號稱超過一百天本土零確診，完全有餘力將找出的弱陽性患者治療隔離，弱陽性不等於偽陽性，以害怕偽陽性當成抗拒的理由完全說不通，根本混淆視聽。還是說過去 6 個多月以來，其實政府默默的驗出了超多 CT 值 35 到 40 之間的弱陽性患者，如果將這些輕症患者通通隔離治療，真的會讓醫療量能瞬間塞爆，所以才不能這樣做？

不過這幾天政府的言論，總算說明了一個長期以來讓國人大惑不解的疑問，原來之所以我們磐石艦官兵女友、酒店女公關等確診者的接觸者都不會被感染，不是因為臺灣人天賦異稟百毒不侵，而是因為我們的確診標準比外國嚴苛。

然而事關國人健康，政府必須交代，到底曾驗出多少 CT 值 35 到 40 之間的弱陽性患者？以及雖然不願將這些人視為確診者加以隔離治療，那有無採用其他手段避免這些人傳染給周遭抵抗力比較差的民眾？如果過去半年指揮中心真的檢驗出了弱陽性患者(且未能證實他們其實只是偽陽性)，卻不加以隔離治療，也不告訴社會(甚至不告知當事人？)，反而對外宣稱臺灣社區已沒有新冠病毒，不曉得這樣算不算一種隱匿疫情的行為呢？

2020 年 8 月 6 日
美國衛福部長來臺不必先被隔離 14 天，指揮中心說好的隔離比篩檢重要呢？

美國衛生及公共服務部部長將率團訪臺並表大型演講，對此外交部發言人歐江安說，訪團出發前，將依中央流行疫情指揮中心規定，取得團員採檢陰性報告，全團搭乘專機抵臺後，也將再次於機場接受

採檢。衛福部長陳時中則坦言，該團主要成員來臺後不須先隔離 14 天，只有部分先遣人員有提前來臺隔離。

然而回想一下，針對最近一再出現外國人從臺灣返回母國後確診新冠肺炎的狀況，外界呼籲政府應擴大篩檢，至少對入境者全篩，但指揮中心除了強調篩檢可能測不準，有偽陽性、偽陰性問題之外，8 月 1 日指揮官陳時中強調，之前就有民眾從瓜地馬拉入境時持有 3 天內篩檢陰性證明，但入境後 5 天採檢仍呈陽性，而且染病後頭兩天還不易採檢到病毒，所以「隔離比篩檢重要」，發言人莊人祥也說過，新冠肺炎患者距離發病日達 10 天後，或無症狀者距第一次採檢陽性 10 天後，幾乎已無傳染力。可見指揮中心對於隔離的重視，以及對於採檢時檢驗結果未必精準的憂心。

然而這次美國衛福部長來訪，我方政府的因應措施讓人不解，為什麼之前都會擔心各國的篩檢測不準，出現偽陰性，就不會擔心這次美國團在美國和臺灣的首次篩檢就算呈現陰性，其實是偽陰性，病毒仍在潛伏中？

儘管外交部宣稱該團會全程配戴口罩或保持社交距離，但誰來確保他們真的會全程人人這樣做？想當初澳洲音樂家在臺灣表演時咳嗽，我們的國家交響樂團尚且不敢要他戴口罩，美國有那麼多人抗拒戴口罩，到時這些被我們政府奉為上賓的老美訪問團如果有人脫下口罩，誰敢要求他們戴上？到時跟他們接觸的我方政府官員、聽演講民眾、被派去採訪的記者因此被感染怎麼辦？

雖然指揮中心宣稱美方部長演講時會與聽眾隔開，但萬一在同一時間有民眾與他們從同一出入口進出，或者同一時間跑去上廁所，近距離接觸到呢？還有記者怎麼辦？美方大員來臺，媒體一定會派記者去採訪，如果有記者被要求提問，近距離堵訪接觸到美方人員，有沒有被傳染風險？就算雙方都戴口罩仍有風險，必須先隔離才能進一步降低可能性。住的部分，就算全團統一住防疫旅館，但如果晚上有人偷跑出去，誰來監督他們？誰敢制止他們？

外交重要，但防疫更重要更有急迫性，美國衛福部長今年不來臺灣不會因此出人命，也不至於因此導致甚麼不可逆轉的嚴重後果，我方能獲得的實質益處也有限，至少防疫上，以美國如今的疫情，是能給我們甚麼寶貴的經驗分享？但如果因為鬆綁隔離要求造成病毒流入臺灣，是可能出人命的。

怎麼看這次美方造訪，給我們帶來的都是面子遠多於裡子，難道我們的政府把外交上的面子看得比國人的健康更重要？新冠肺炎疫情爆發以來，有太多初期看似成功的國家，在後來因為各種鬆懈或鬆綁而失守，政府不可把如今的成果視為理所當然，更不應該拿國人的健康來當成外交賭注冒險。

2020 年 8 月 9 日
美日高官來訪免隔離，出事陳時中會負責？花全民納稅錢幫患者治病算哪門子責任他自己扛？

美國衛生部長和日本弔唁李登輝團獲准來訪還不用先被隔離，媒體詢問衛福部長陳時中若發生感染是否要負責，陳時中明確表示「我要負責」。

不曉得陳時中是要怎樣負責？如果有人因此不幸感染而往生，他能讓人死復生嗎？他要負責自掏腰包養對方的家屬一輩子嗎？就算感染者痊癒了，中央流行疫情指揮中心曾統計在國內一位患者平均需要花費 200 萬元，而這都由來自全民納稅錢的公帑支付，花全民納稅錢把這些患者治好，關你陳時中甚麼事？這算哪門子你來負責？加上部分患者痊癒後仍會出現肺部纖維化後遺症，造成生活不便，這種後果，你陳時中能拿甚麼來彌補？

如果所謂的負責，只是辭官了事，且不說去年因為走私萬條香菸醜聞而被懲處的官員，如今一個個升官了，就算陳時中真的徹底離開政壇好了，本來就沒有人可以一輩子當官，民間公司犯下大錯也可能

要請辭或被開除，辭官有甚麼好拿來說嘴的？真要扛責任，陳時中就應承諾，一旦出事，一切患者與家屬因此衍生出來的相關花費，他都願意自掏腰包代為支付。

事實上，在民間，如果公司有相關明文規定，員工因個人重大過失造成公司嚴重虧損，公司尚且可以要員工賠償公司；在公部門，如果官員因為錯誤的政策禍害國人後都只要辭職了事，爛攤子都靠國庫出錢支付，要怎麼產生足夠的嚇阻力，讓官員警惕不要胡作非為？

2020 年 8 月 10 日
臺灣沒有爆發新冠肺炎群聚感染是因為全民戴口罩「政策」奏效？還好多數民眾沒聽你林靜儀和衛福部的話，自認是健康的人就不戴口罩。

彰化縣政府與臺大公衛學院合作針對數千人做抗體篩檢，發現不少人曾感染新冠肺炎但已痊癒並產生抗體。對此身為醫師的前民進黨立委林靜儀表示，這顯示全民戴口罩勤洗手和避免人潮聚集的政策有效，不然為何沒有爆發群聚感染？

然而回想一下，儘管 1 月 23 日林靜儀本人曾義正詞嚴的表示，叫大家在疫情防治時不戴口罩，恐違反傳染病防治法。但 1 月 30 日她卻只呼籲，第一線防疫醫療工作者、需就醫者、有呼吸道感染，以及慢性病人到人多擁擠的公共場所時，戴上口罩，而其他人在一般工作場所不需特別戴口罩。2 月 4 日她再度強調，一般人日常生活不需戴口罩，需就醫或者慢性病人到人潮聚集處才需要。不知道她這些言論，算不算叫扣除這些特殊狀況的多數民眾在疫情防治時不要戴口罩？

其實不僅她這樣前後反覆，我們的衛福部又何嘗不是？1 月 25 日還叫大家出入公眾場所要戴口罩，1 月 31 日又改口說健康的人不用一律戴口罩，2 月初更花錢請柚子醫師在電視上拍廣告，表示搭捷運

也不用戴口罩。結果宣傳了沒多久，2 月開始臺灣社區就陸續出現 10 個感染源不明的本土病例，加上磐石艦上首位確診官兵也研判是在臺灣感染，天曉得這些人是否因為相信衛福部與林靜儀的話不戴口罩，才不幸被傳染的？

或許當時因為更多的民眾自發超前佈署，不相信衛福部與林靜儀錯誤建議，所以確實讓疫情沒有大爆發，但這是有警覺性的民眾的功勞，絕不是給出錯誤建議的衛福部與林靜儀的功勞，否則如果多數人都要等到 4 月初指揮中心建議大家都戴口罩時才戴，天曉得疫情將會擴散成怎樣？

一個曾給出錯誤建議的人，如今還好意思大剌剌的在臉書發文，把功勞歸給當時同樣給出錯誤建議的政府，只讓人感到噁心。我們可以說「全民戴口罩」的「方式」避免了群聚感染，但絕不能說因為「全民戴口罩」的「政策」避免爆發群聚感染，因為從 1 月底到 4 月初這疫情是否會擴散最關鍵的 2 個半月之間，執政黨不但沒有「全民戴口罩」的「政策」，該黨立委反而還拼命要求在野黨的縣市長們脫下口罩不是嗎？

2020 年 8 月 12 日
民間、媒體提出質疑竟被回罵白目，陳時中忘了自己是公僕，人民才是國家主人翁。

美國衛生部長獲准來訪還不用先被隔離，外界質疑他到訪後也沒有與我方明確談好未來疫苗的供給，我們冒著產生防疫漏洞的風險讓他來，結果沒有明確成果，是否白讓他來了？結果衛福部長陳時中竟毫不客氣地回嗆：「講這話就很白目了」，之後他又進一步解釋，認為友邦來不是為了交換禮物，而是建立國家關係，是長久發展，不能用單一目標來看。如果是毫無國際觀的人這樣講，也就算了，有國際參與經驗的人這樣說，真的就是白目。

　　陳時中昨天這番言論簡直匪夷所思，首先，民主國家絕不該是一言堂，任何人都應尊重其他持不同看法的人，就事論事的討論事情；如果是一般民眾之間互罵也就算了，身為公僕，接受第四權媒體與國家主人翁人民的檢驗、質疑天經地義，豈有反過來罵監督者、主人翁白目的道理？

　　國民黨馬英九執政之下，總統曾三度被民眾丟鞋子，最後民眾都無罪，教育部長還可以被民眾（陳為廷）在立法院教訓；民進黨執政之下，對「朝廷」稍有意見，要嘛被罵白目，要嘛被警方用社維法送辦、被告，陳時中、民進黨政府好大的官威，讓人搞不清到底現在誰才是國家的主人翁。

　　而陳時中後來解釋的內容也無法令人信服，首先，在高科技的年代，國與國之間互動、維繫、強化關係有很多方式，絕不必然非要靠見面，否則難道我們只要一年內沒有派部長級官員訪問的友邦，該國就必然會跟我們斷交？

　　在全球疫情持續燃燒，美國更作為世界上確診者最多國家的前提下，國人當然會想知道，冒著風險讓美國衛生部長不用隔離就入境，我們到底為的是甚麼？有人說能讓他來是外交重大突破，嗯，李登輝時代美國運輸部長和能源部長就來過臺灣，三者都是部長級官員，假設美國總統過世，繼承總統職位順位，衛生部長排第 12 的，運輸、能源部長分別排 14 和 15，覺得第 12 名的來，相較於曾經來過的第 14 與 15 位，就算是重大突破，到底是有多容易被滿足？

　　為了防疫考量，小明和陸生不能返臺，而從防疫角度看，美國部長來訪並未帶給我們益處，外交上也並非重大到必須立刻把握的重大突破，那到底有甚麼理由非要現在安排他的到訪？

　　需知這幾天包括蔡英文、大小官員和眾多媒體記者都曾與美方人員近距離接觸，（尤其賴清德、陳建仁、顧立雄、陳時中、吳釗燮、王美花等昨日又曾與對方午宴，是要怎麼戴口罩....），但又不用被隔離 14 天，這當中只要一個人被傳染，馬上就可能擴散到社區。一般

人不會見到這些大官，那他們部會內的中階官員和記者呢？這些會見到的人，難道都不會出入餐廳或各大商店，與一般民眾接觸？所以真的不要以為只要你沒親自見到這些美國參訪團成員，就絕不會有被傳染的風險。

國人只要稍微想通上述利害關係後，當然會擔心，更會因此質疑此行必要性，結果陳時中竟然直接回嗆「白目」，被造神久了，真把自己當成「神」不容外界質疑了？有這種心態，到獨裁國家當官比較適合。

2020 年 8 月 17 日
政府拒絕入境普篩是怕防疫物資提前用光？所以我們短期內既無法從國外進口，也無法自行生產足夠數量的篩檢試劑嗎？

民進黨政府無視各界呼籲，持續抗拒對入境者全面篩檢，衛福部長陳時中 14 日表示，政府必須要顧慮防疫量能是否合理化使用，若疫情再度發生，任意把防疫物資在沒有需要時就使用完畢，就會造成社會傷害，形成更嚴重的破口。

和以往宣稱入境普篩恐造成偽陰性、降低被篩者戒心不好好隔離到處亂跑的荒誕理由不同，陳時中這次著重的點在於防疫物資數量。可是我們的防疫物資真的難以因應入境人數嗎？自從 3 月起政府對外國人入境採原則上禁止特例許可以來，每天入境人數驟減，整個 6 月只有 32102 人，平均一天才 1070 人。

而同樣在 6 月，衛福部告訴國人當時我們單日最大檢驗量能已超過 6 千件，這個數字遠高於每日入境人數，但實際上從 6 月至今，幾乎每天入境者加社區篩檢總人數都只有 1 百多人，只有約 11 天篩檢人數達到 2 百多、3 百多之間，為什麼會有這麼大的落差？

照陳時中 14 日的說法，問題顯然出在防疫物資，也就是篩檢試

劑上。雖然我們擴充篩檢所需的相關實驗室與人力後，理論上在篩檢試劑充足的情況下每天可篩 6 千人，但是否因為短期內我們既無法持續從國外進口足夠數量的篩檢試劑，也無法自行生產足夠數量的試劑替代進口，才會導致陳時中所說，擴大篩檢就可能會把篩檢試劑用光的情形？

果真如此就嚴重了，現在或許在臺灣不管是本土還是海外入境的潛伏患者數量都有限，也沒有太多傳染力強的重症患者，所以就算不擴大篩檢也暫時不至於大爆發，但是在我們每天持續允許國人或部分外國人入境的情況下，萬一有人身上帶原的病毒相對潛伏特別久，經過 14 天隔離後出來仍具有一定傳染力，傳染給接觸到的社區民眾怎麼辦？到時我們需不需要緊急擴大篩檢？

在國際疫情持續燃燒的情況下，過去防疫做得成功不代表未來也絕對安全無虞，必須隨時做好準備，越南就是原本很成功，但如今已不幸疫情擴大的案例。3 月底媒體報導指出，相較韓國已能自行生產試劑大量篩檢，我們必須跟德國進口試劑原料，那麼如今呢？

假設很不幸，真的因為國際使用量龐大，我們難以進口外國試劑，而國產試劑又遲遲難以大量上市的情況下，問題也不是靠現在省著用就可以解決的。因為試劑有期限問題，不同類型的試劑期限從數個月到一兩年不等，假設我們的試劑有效期限只有 6 個月好了，現在不用半年後還是作廢，到時若還是無法進口或自行生產足夠數量試劑怎麼辦？

最近政府一直想要立法院通過進一步的紓困預算，但立法院給錢容易，重點是錢花到哪去？有沒有成效？政府應明確交代，到底我們的庫存試劑還有多少，有效期限多久？乃至於如今每日／每月篩檢試劑的進口和國產數量狀況，以及未來的擴大國產試劑規畫期程與數量，而不是像擠牙膏似的，每次被質疑為何不擴大篩檢時就擠出一點理由，就是不肯完整的將前因後果詳細向國人說明，難道在臺灣不只口罩被國家徵收後分配到哪去？是國家機密所以不能對立委提供資

料，連篩檢試劑的產量與進口狀況也是國家機密？

2020 年 8 月 19 日

全世界正常國家的中央政府都會肯定地方政府積極篩檢找出新冠肺炎患者，只有民進黨中央政府要政風單位介入調查為什麼要篩檢？

全世界正常國家的中央政府對於地方政府積極任事，篩檢出無症狀的新冠肺炎患者都會予以肯定。只有中華民國的中央政府，對於彰化縣政府積極詢問從外國返臺無症狀的居家檢疫民眾是否願意接受採檢，因而揪出了案 485 確診者，卻要讓政風單位予以調查，只因為這跟中央對於無症狀者原則上不予篩檢的政策不合。

這讓我想起，美國總統川普在 6 月底的造勢活動上表示，擴大篩檢「有個不好的部分是：當你檢測到這種程度，會找到更多人染疫。... 所以我告訴他們：『放慢檢測速度。』」嗯，難怪許多民進黨政府的支持者那麼喜歡川普。

但沒多久之前，許多民進黨支持者又口口聲聲痛罵大陸政府打壓揭露湖北疫情的吹哨者李文亮醫生，並質疑大陸隱匿疫情，結果如今他們卻又支持民進黨政府動用負責監督涉及廉能、貪瀆、不法、收禮問題的政風單位調查勇於吹哨找出感染者的地方單位。所以這些民眾到底是支持吹哨揭發疫情擴大篩檢，還是反對呢？

一邊支持民進黨政府動用政風單位調查地方政府，一邊口口聲聲緬懷李文亮的人，只讓人覺得虛偽。然後幫民眾篩檢到底涉及了甚麼貪瀆或廉政問題了？政風單位可以被拿來任意用在調查與職掌不符的事項嗎？（政風執掌事項請看附圖，請見第 153 頁，圖 29。）

難道在全世界一堆國家免費幫民眾篩檢的情況下，只有我們的民進黨政府認為地方政府免費幫民眾篩檢一次也叫做圖利或貪瀆？所以都不要篩檢不要治療，放任這位民眾身上一直帶著病毒解除隔離後傳

染給其他人，才是民進黨政府想要看到的？

別跟我扯無症狀患者不會感染人，如果真是如此，過去我們驗出的幾十位無症狀患者（扣除當中一堆磐石艦官兵外，多數因為有接觸確診者才會破例被驗）後，幹嘛還要大費周章的將他們隔離治療，甚至採用全球最嚴的三度採檢陰性後才放人？

2020 年 8 月 20 日

抗拒擴大篩檢的臺灣，好意思嘲笑積極篩檢的大陸測驗結果不準、隱匿疫情？

講個笑話，面對新冠肺炎，在臺灣中央政府不僅抗拒擴大社區篩檢，連對入境者全篩也不肯，還要政風調查為何彰化縣政府要篩檢出從美國入境的無症狀確診者，結果臺灣的執政官員和其支持者，竟然有臉去嘲笑要求所有入境者至少篩檢 2 次並隔離 14 天的大陸篩檢結果不準、隱匿疫情。（更別說大陸還要求全體入境者登機前要提供篩檢陰性的報告⋯，臺灣可沒這樣要求本國人），原來抗拒積極擴大篩檢的一方，有資格去嘲笑認真篩檢但過程中難免出錯的另一方，這種獨步全球的是非標準令人「嘆為觀止」。

不過想想也是啦，對於無症狀者不篩檢就不會有測不準的問題，也不會有查出確診者卻不公開隱匿疫情的問題。只是刻意用異於國際的標準，認定篩檢結果 ct 值 35 以下的民眾才是患者，無視大陸、日本、泰國等將 ct 值 35-38 或 35-40 的民眾也視為確診者的嚴謹做法，不曉得是否也算是另類的隱匿疫情？病毒量少、傳染力弱就不算確診者？健康的人沒事身上會驗出新冠病毒嗎？

圖為大陸中央政府官網上的入境篩檢隔離流程說明（請見第 153 頁，圖 30 。）

2020 年 8 月 21 日

陳時中：幫境外生全篩檢是為了避免他們返校後遭歧視，時中粉說好的被篩檢是一種處罰呢？

教育部 19 日宣布，包括陸港澳在內的所有高中以下境外生即日起均可申請入境，不過與一般入境者隔離 14 天期間有症狀才篩檢不同，衛福部長陳時中表示，這些返臺就學的同學可能遭歧視，為避免校內形成歧視與霸凌，所以在解隔離前會針對他們進行 pcr 篩檢排除風險，篩檢費用由政府負擔，「我們對他們有教育之責，要盡量保護他們。」。

但有趣的是，前幾天我在網路上 ptt 政黑板 (hatepolitics) 與人筆戰是否應該入境者全篩檢時，提到美國本土每 50 多人就 1 人確診，我們卻不肯對從美國入境者全篩只肯針對菲律賓。但一名相對支持政府政策的時中粉卻回嗆，主張菲律賓是檢驗量能不足所以看似確診者少，我的邏輯是「驗得多抓出確診的要被處罰」、「沒能力檢驗的卻能躲過處罰」。在他看來，因為篩檢新冠肺炎的方式是被插鼻孔，蠻不舒服的，所以被政府挑出來篩檢是一種處罰。

可是對照如今陳時中部長的說法，對境外生全篩一方面既可以避免境外生被同學歧視 (否則若無症狀就不篩檢，臺灣本地同學可能懷疑他們是無症狀感染者)，另一方面更確保境外生的健康，這算哪門子處罰？時中粉若要護航政府政策之前，可以先了解一下政府官員的口徑嗎？不然講出來一些話只會貽笑大方。

2020 年 8 月 23 日

篩檢精準度有限所以不能入境普篩？但為何同一篩檢方式 8 月時精準度會比 4 月時還低？

面對新冠肺炎疫情，中央流行疫情指揮中心堅持不願意擴大篩檢，連對入境者全面篩檢也不願意，而指揮中心提出的理由是篩檢試劑精準度有限，擴大篩檢容易出現大量偽陽性、偽陰性，然而對比指揮中心 4 月和 8 月時的說法，竟出現同一種 PCR 篩檢方式在 8 月時精準度比 4 月時還低的詭異現象，不禁讓人疑惑，難道指揮中心都是在沒有經過嚴謹驗證之前就提出這些數值的嗎？那怎能以這種未經檢驗的數值，作為抗拒擴大篩檢的理由？

4 月 28 日中央流行疫情指揮中心告訴外界，採用 PCR 方式篩檢，檢驗的敏感性 95%、特異性 99.99%，並以此算出如果對社區所有有症狀者篩檢，可能會出現多少偽陰性、偽陽性個案；結果到了 8 月 22 日，指揮中心又宣稱篩檢的敏感性最高僅 90%、特異性 95%，如果對入境者全篩會出現大量偽陽性、偽陰性。怎麼時間過了 4 個月，我們的篩檢精準度反而越來越低？

這有三個可能，首先，4 月 28 日篩檢精準度的數值，是指揮中心在缺乏足夠驗證之下，自行假設推論或參考他人的假設，推論出來的，所以被後來經過實證的數值推翻。但如果 4 月 28 日指揮中心可以在缺乏實證的情況下信口開河，焉知如今不會？所以第二個可能，兩次給的數值都是同樣在缺乏足夠實證下得出來的。

果真如此，依照這種數值算出來擴大篩檢後可能出現的偽陽性、偽陰性人數自然也就不足採信，無法構成抗拒入境者普篩的理由，因為說不定我們篩檢的精準度其實遠高於政府給出的這些數值，出現偽陽性機率微乎其微。

最後一個可能，或許 4 月時我們有辦法買到比較多國際上先進廠商製造的篩檢試劑，所以精準度較高，但如今卻買不到這種高品質的

只能用比較爛的試劑。

倘若如此，難道只要減少篩檢人數、不篩無症狀民眾就算是解決問題了嗎？該做的應該是趕快設法自製或購買到精準度更高的試劑，否則我們不可能都完全不篩檢，每天還是有一千多人從外國入境，政府持續用爛的試劑對當中有症狀者篩檢，到時驗出一堆偽陰性縱放到社區怎麼辦？

註 1：檢驗方法的敏感性 (sensitivity) 是指真正得到感染的人，有多少百分比呈現陽性；特異性 (specificity) 是指真正沒有得到感染的人，有多少百分比呈現陰性。

註 2：儘管陳時中 8 月 22 日談到篩檢時沒有說是用 PCR 或快篩，但 4 月 28 日他宣稱快篩敏感性才 75%，PCR 則有 95%，對照 8 月 22 日他宣稱篩檢敏感性有 90%，乃至於對 1 月起入境的 25 萬人全篩要多花 8 億元，算起來一人要花 3 千多元，與之前指揮中心宣稱 PCR 篩檢每人每次成本 3 千元之說吻合 (快篩每人每次成本僅 200 元)，顯然 8 月 22 日所指就是針對 PCR 方式的篩檢精準度，但也因此就出現了同樣是 PCR 方式篩檢，精準度卻隨時間越來越低的弔詭現象。

註 3：我這篇文章於昨晚傍晚 6 點 46 分就先刊登在中時新聞網了，隨後指揮中心於昨晚透過自由時報報導回稱，8 月 22 日所說的篩檢精準度，是根據《新英格蘭醫學期刊》、《英國醫學期刊》的文章，兩篇文章分別在 8 月和 5 月刊出，均晚於 4 月，會根據醫學期刊更新的數據來做分析。問題是既然不同時期不同家期刊或研究做出的結果落差如此大，指揮中心怎能保證自己參考的期刊得出的數值一定是正確的？又憑甚麼用這些數值來抗拒篩檢？而且指揮中心還是沒有說，那 4 月時對外宣稱的數字，又是從何得出的呢？

註 4：如前所述，這些對篩檢技術精準度數值的估算落差極大，難以論斷何者為真。但已知的反而是，臺灣已篩檢 85779 人，其中 487 人陽性，如果我們的篩檢精準度真的那麼低，應該早就篩出過一堆偽陽

性了吧？指揮中心能不能告訴民眾，臺灣到底篩出過幾個偽陽性？如果過去篩了 8 萬多個都沒出現任何一個，怎麼之後篩檢時馬上就會出現一堆？又是過去篩檢精準度很高，未來會突然變很低的概念嗎？

2020 年 8 月 24 日
滿口偽陽性的時中粉們，是否忘記指揮中心也曾告訴我們，隔離 14 天後隨時間病毒量本就會明顯減少甚至幾乎沒傳染力了？

　　講個笑話，面對新冠肺炎疫情，在臺灣，許多人一邊接受中央流行疫情指揮中心的觀點，從外國回來的民眾就算是無症狀患者，只要經 14 天隔離身上病毒量與傳染力就已大幅降低。另一方面這些人卻又說，如果有人首次做核酸篩檢呈陽性，之後採檢呈陰性，就顯示首次採檢可能是偽陽性，他從頭到尾都沒得過新冠肺炎。可難道這個人不能夠是因為經過 14 天隔離，體內病毒量降低或甚至已痊癒沒有病毒了，所以才會二採呈陰性？到底這些人是否接受指揮中心這套隔離 14 天病毒量就會明顯降低的觀點？一下子力挺指揮中心的做法和論調，一下子又忘記指揮中心的觀點隨口就說別人是偽陽性，到底是怎麼回事？

　　當然有人還是會說，如果當事人另有搭配作抗體檢測，且呈陰性（沒有抗體），就意味著他確實從頭到尾沒有被感染過。問題是不僅有少數人體質較特殊，感染過新冠肺炎卻自始自終無法產生抗體，更有多項研究指出，感染新冠肺炎後產生的抗體維持時間有限，一項登在《Nature Medicine》的研究即指出，檢測分析患者後，發現無症狀組只有 62.2% 的人有短暫抗體（IgM），有症狀組則 78.4% 有短暫抗體。即便有了抗體，體內的抗體濃度會在兩到三個月後開始下降，尤其當患者康復大約 8 週後，40% 的無症狀感染者體內的 IgG 抗體水平幾乎已經無法檢測到，另外 12.9% 的有症狀患者也有此現象。因此抗體檢

測只能用來推出當事人短期內有無染病。(這也就是抗體檢測必須要盡快做的原因,可悲的是,在政府與其支持者鋪天蓋地批判施壓下,臺大公衛取消了原本要在 8 月 25 日發表彰化萬人血清抗體調查報告的計畫。)

事實上,在臺灣採用 RT-PCR 方式篩檢民眾有無新冠肺炎的情況下,要出現偽陽性的機率本就微乎其微,首先,這種篩檢方式本來精準度就遠高於快篩,誤差率低;其次,我們並不存在比 RT-PCR 更精準的方式,理論上只要首次篩檢沒有發生檢體遭汙染的意外,我們就不能直接用第二次 RT-PCR 篩檢的結果推翻首次篩檢呈陽性結果,因為兩次檢驗精準度理論上是一樣的,並不是第二次採用了更精準的方式檢驗,而健康的人正常情況下沒理由第一次驗會驗出新冠病毒。

不過相對的,出現偽陰性機率就真的比較高了,除了新冠肺炎的潛伏期特性之外,只要首次採檢時不夠深入鼻腔,未取得足夠病毒量,就算用 RT-PCR 方式驗,首次驗也可能沒有驗出病毒。但如果都不驗,政府一樣不可能把這些實際上是陽性的人找出來隔離治療,所以全球很少有國家會因為擔心偽陰性問題就不驗的,更別提因為擔心出現機率微乎其微的偽陽性問題就限縮篩檢人數。

偏偏只有臺灣的民進黨政府會用擔心偽陽性、偽陰性的奇葩理由抗拒,讓人好奇真正不想擴大篩檢的理由是甚麼?如果說是想省下全民納稅錢所以不想擴大公費篩檢範圍,那要求入境者在結束隔離前一律自費篩檢不行嗎?

2020 年 8 月 26 日
從 4 月到 6 月臺灣負壓隔離病床竟不增反減,民進黨政府到底有沒有在努力用心擴大醫療量能因應疫情?

面對新冠肺炎疫情,2020 年 4 月 7 日中央流行疫情指揮中心表示,截至 4 月 3 日,全國負壓隔離病床數共計 970 床;普通隔離病床

數共計 958 床；專責病房共計病室數 1711 床。結果到了 6 月 2 日，指揮中心又說，現有負壓隔離病房 963 床、普通隔離病房 1,031 床與專責病房 2175 床，總床數共計 4,169 床。總床數是增加了，但也只增加 14%，而當中用於收治確診者的負壓隔離病床竟不增反減，少了 3 床。8 月 22 日記者會上，指揮官陳時中口頭宣稱，國內負壓隔離病房約 1000 床，(普通)隔離病房約 700 床，專責病房約有 1600 床，加總三千多，總床數竟比 6 月時更少了。

所以我說，政府除了持續告訴民眾擴大篩檢恐因此產生大量偽陽性癱瘓醫療量能之外，到底有沒有在用心擴充我們的醫療量能啊？臺灣現在看似疫情不嚴重，不能保證永遠如此，每天持續有人從外國入境，在疫苗出現且量產讓人人都能打到之前，政府難道不該未雨綢繆持續大幅擴充醫療量能嗎？

否則真的哪天不幸臺灣有超過 4 千位有症狀患者時怎麼辦？政府為什麼可以搞到負壓隔離病床不增反減？不就是因為現在社會上一片順時中，沒幾個人敢出面質疑政府的作為？希望覺得政府防疫做很好的民眾，在知道這種情形後一起督促政府盡速擴大醫療量能，切勿掉以輕心，別因為現在疫情看似不嚴重就不做該做的準備工作。

2020 年 8 月 28 日
間接承認臺灣篩檢試劑少且精準度低，又缺乏醫療量能後，政府還好意思說「Taiwan can help」全世界防疫？

面對新冠肺炎疫情，政府一再強調臺灣防疫有成，「Taiwan can help」全世界防疫，我們有許多成功經驗和模式。但是面對各界對於政府連入境者普篩都不肯的質疑，政府至今給出三個理由，分別是恐因此提早用完防疫物資、篩檢精準度有限，乃至於會因此被大量出現的偽陽性個案癱瘓醫療資源。

但這三個理由豈不都反映了政府在防疫表現上的不足？首先，我

們目前一天社區加上入境者總共也才篩一、兩百人，累計至今篩過 8 萬多人，相對的大陸篩了一億多人，美國篩了七千萬人，怎麼人家都不會因此用光篩檢試劑？如果我們無法進口足夠的試劑，那說好的國產試劑到底可以上市運用了沒？在試劑的研發與進口量上嚴重不足，是民進黨政府無能的第一個表現。

再來，入境普篩無涉本國盛行率高低，因為都是面對從全世界來的人，那怎麼別的國家都不會擔心入境普篩將因此出現大量偽陽性，只有臺灣這麼怕？到底我們用的試劑精準度是有多麼嚴重低於全世界平均水準？真不知道那些民進黨政府防疫政策的支持者怎麼還好意思一邊擔心臺灣入境全篩會有大量偽陽性，一邊嘲笑大陸的試劑不精準？他們擔心臺灣偽陽性問題時，不就透露了他們覺得我們的試劑很不精準？如果政府所言為真，那麼只能使用精準度明顯低於國際水平的篩檢試劑，是民進黨政府無能的第二個表現。當然還有一個可能，就是我們的篩檢試劑明明精準度很高，卻硬是被民進黨政府刻意低估了，那政府欠所有篩檢人員和試劑廠商一個道歉，因為政府害民眾誤以為我們的醫檢師那麼不專業、試劑那麼差。

最後，擔心因為大量出現的偽陽性就把我們的醫療量能癱瘓，同樣是透露了民進黨政府的無能。新加坡作為一個土地比新北市還小，人口也只有我們五分之一的國家，至今已有五萬多人確診新冠肺炎，是我們的一百多倍，怎麼人家的醫療量能都不至於因此癱瘓？防疫至今民進黨政府到底讓負壓隔離病房、採檢站等相關醫療量能成長了幾個百分點？（詳情請見註一）是否也因為這方面民進黨政府的努力嚴重不足，才讓我們動輒要擔心醫療量能癱瘓，因此乾脆不擴大篩檢？

或許現在臺灣不管是已知患者或潛伏患者中，重症比率都明顯偏低，整體傳染力也偏弱，所以雖然民進黨政府在防疫上有這三大無能的漏洞，卻還不至於出大亂，問題是新冠肺炎在全球已有各種不同病毒株，而我們並未徹底封鎖國境之下，只要遇到少數本身抵抗力好因此身上病毒傳染力強卻沒有症狀發作的潛伏患者，在經過 14 天隔離

也沒被篩檢就放出的政策下，就有可能因此將該種較強的病毒傳入社區，倘若屆時連社區也出現大量有症狀患者之下，我們這種數量少又不精確的篩檢試劑，還有嚴重不足的醫療量能，屆時要怎麼因應？

國際上有太多原本防疫成功後來破功的案例，最近的例子就是越南，考量一個國家的防疫方式是否能作為全球典範、是否能幫助世界提供經驗？不能只看現階段確診人數，否則如果別的國家也像我們一樣，為了防疫物資有限，就乾脆把確診的標準改得更嚴，導致表面上確診人數減少 (臺灣是 CT 值 35 以下才確診，但大陸、泰國、日本等許多地方是 35 到 38 或 35 到 40 之間也算確診)，是否人家也可以大喊 XX 國「can help」？

但這樣做，實質上卻讓一些患者潛伏在社區，使人民面對的風險更高。而只因為政府自身能力不足，就寧可選擇不盡全力圍堵這些可防範的風險，這種理應有所為，卻無能為力而不為的防疫方式，有甚麼值得國際學習的？又有甚麼資格成為國際典範？如果別的國家也學臺灣一天只篩一、兩百人疫情會比現在更緩和還是更慘？而要不是臺灣民眾自發成為全球口罩普及率最高的一群人，加上基層警察、里長、里幹事、公務員認真監督居家檢疫，恐怕臺灣也早就出大問題了。

2020 年 9 月 2 日
讓人民有免於食安的恐懼是小事？陳時中打臉蔡英文？

2015 年 7 月 4 日，民進黨籍總統候選人蔡英文強調，人民有免於食安恐懼的自由，不能解決食安問題的政府，就是不及格政府，做不好就換人來做。

2020 年 8 月 31 日，面對地方政府反對民進黨中央政府開放含瘦肉精美豬進口的政策，將在地方自治條例嚴禁瘦肉精美豬，民進黨籍的衛福部長陳時中表示，相信地方政府會了解，不能扯臺灣後腿，讓整個臺灣因為這樣小的事情沒有辦法走出去，不值，「我們東西要賣

出去，外面的東西不讓他進來，這樣生意怎麼談得成？」

所以到底政府讓人民有免於食安恐懼的自由是小事還是大事？支持民進黨的朋友到底要認同 2015 年的蔡英文還是 2020 年的陳時中呢？

現實中，國內外對瘦肉精美豬仍充滿恐懼和質疑，所以大陸、歐盟、俄國持續禁止進口，而不僅藍營執政縣市要求全面禁止瘦肉精美豬，連教育部與民進黨執政的桃園市政府、高雄市政府、屏東縣政府也要求學校營養午餐一律採用國產豬肉。可見現階段若開放瘦肉精美豬進口，人民就是會感到恐懼，無法享有免於食安恐懼的自由。

但雖然連民進黨執政縣市都想避免讓學子吃到瘦肉精美豬了，可難道臺灣的成年人就不配享有免於食安恐懼的自由，必須要無條件吞下民進黨政府為了討好美國、圖利出口商所付出的開放瘦肉精美豬代價？

就算因為本次開放，而簽成對美貿易協議好了，也就出口商出口時面臨的關稅減少因此獲利，對我們一般臺灣民眾而言，薪水不會漲半毛、工時也不會因而降低，但從此吃豬肉卻要吃得更不安心了，那我們有甚麼理由要支持政府這樣的開放政策？ 難道全體人民吃得安心的權益，比不上政府的外交顏面和少數出口商的利潤重要？

2020 年 9 月 7 日
帶頭開放瘦肉精美豬的陳時中其實也不想吃瘦肉精美豬？正如鼓吹臺獨但不當兵、推非核家園不認購綠電。

民進黨政府無視民意強行開放讓含有瘦肉精的美國豬肉可以進口，衛福部長陳時中本來被問到是否願意帶頭吃時回稱「沒有問題」，5 日卻又改口「我也沒有說我要帶頭吃，我是不得已的。」

其實這種帶頭主導開放含瘦肉精美豬進口自己卻又不想吃的行為，一點也不讓人意外，看看多少人口口聲聲支持臺獨，願意為臺灣

獨立與大陸一戰，結果要嘛人跑去國外，要嘛在臺灣也千方百計希望免役或當替代役；再看看多少人主張非核家園，結果 2014 到 2017 年經濟部試辦自願性綠電認購計畫，鼓勵民眾用高於一般電費的價格認購綠電，收入用於再生能源發展，結果 2017 年 9 月 14 日統計，總共只有 14985 戶認購，其中還有 3672 戶公司等法人用戶，個人戶數僅11313 戶。

奢望陳時中或民進黨政府官員能像黃花崗烈士或抗日先賢一樣，為了自己的主張身體力行犧牲奉獻，無異於緣木求魚。對於這些當朝官員而言，為了實踐自己的「理想」或主張，而犧牲別人的權益，似乎是再正常不過的一件事情了。

2020 年 9 月 8 日
瘦肉精美豬進口與否是科學問題所以不宜公投？陳時中在罵曾支持美牛公投的民進黨嗎？

2020 年，民進黨政府無視民意強行開放讓含有瘦肉精的美國豬肉可以進口，在野的國民黨發起公投反制，衛福部長陳時中宣稱開放與否是科學問題，要看科學證據，不是投票決定。

嗯，那不曉得陳時中對於 2009 年民間發起反美牛公投後，時任民進黨主席蔡英文表示用動員全黨系統力挺公投連署的言論有何看法？要不要先譴責一下貴黨（陳時中也是民進黨員）領導高層當時帶頭想將美牛進口交付公投的行為？還是說美豬進口是科學問題，所以不宜公投決定，美牛進口就不是科學問題，可以儘管公投沒關係？

事實上，依照公投法規定，只有說「預算、租稅、薪俸及人事事項不得作為公民投票之提案」，哪來涉及科學議題不宜交付公投的問題？更何況 2018 年的公投題目包括以核養綠、反日本核食進口等，也都涉及科學。

說也奇怪，陳時中只是衛福部長，一方面自認是國際關係專家，

大談開放瘦肉精美豬進口可以換取國際地位；另一方面又自認是法律或公投專家，告訴民眾甚麼議題適合公投。到底他是真的如此博學多聞無所不知，還是習慣不懂裝懂用政治語言混淆視聽？

2020 年 9 月 9 日
反對藍營縣市瘦肉精零檢出，陳時中認為各縣市臺灣人身體都是一樣的，那他覺得 2017 年和 2020 年的臺灣人身體不一樣嗎？

2020 年，民進黨政府無視民意強行開放讓含有瘦肉精的美國豬肉可以進口，在野的國民黨發起反制，藍營執政縣市紛紛揚言要在地方自治條例中堅持美豬瘦肉精零檢出。對此衛福部長陳時中表示：「臺灣人的身體是一樣的」，食安是全國統一事項，一國多制不好。

嗯，那不曉得為什麼 2017 年陳時中部長談到瘦肉精美豬進口問題時，卻宣稱：衛福部的立場是安全第一、臺灣的標準一定比國際嚴格、衛福部絕對會捍衛、不能因政治考量開放進口？

絕大多數人回頭看陳時中當時的言論，顯然都會同意當時陳時中是反對開放瘦肉精美豬入關的，但國際食品法典委員會（Codex）是在 2012 年制定瘦肉精殘留標準的，2017 年到 2020 年之間並未修正，為何當時陳時中傾向反對開放，如今卻強力支持？是因為想換取國際地位所以不惜轉而願意從政治考量？

還是陳時中雖然認為 2020 年的臺灣，各縣市人民身體都一樣，但是覺得 2020 年的臺灣人民，在經過民進黨執政 4 年的各種「鍛鍊」之後，身體變得跟 2017 年不同了，有本錢吃下瘦肉精美豬也不會出事？那到底是怎麼「鍛鍊」的？作為衛福部長，最近又喜歡事事講究「科學證據」，陳時中是否應該代表蔡政府出面說明一下呢？希望不要是因為靠著蔡政府的火力大開讓人民狂吸 PM2.5 鍛鍊出來的……

2020 年 9 月 24 日

篩檢過才能去跟沒篩就可以直接去，哪種到了之後更容易驗出新冠肺炎感染者？論臺灣輸出菲律賓確診比率偏高的可能原因。

9 月 22 日中央流行疫情指揮中公布，近期又有 18 位從臺灣入境菲律賓人士被菲國驗出感染新冠肺炎，隨後馬上有許多支持政府的民眾認為，這些案例可能是偽陽性，他們實際上並未在臺灣染疫，以此論證臺灣社區仍很安全。甚至連指揮中心專家諮詢小組召集人張上淳也說：「專家眼中還是抱持懷疑態度」，指揮中心還宣稱，經分析 6 月 1 日至 9 月 20 日自我國出境至鄰近國家檢驗陽性率，菲律賓累計檢出 25 例，陽性率達 0.48%(其中 8 月 0.39%、9 月 2.00%)，明顯高於其他國家或地區 (介於 0.005% 至 0.055% 之間)，言下之意，顯然懷疑菲律賓的檢測不準。

然而指揮中心的問題其實非常容易回答，因為如今世界上許多國家或地區都要求外國人若想入境，必須準備 24 小時到 72 小時 (各國要求略有差異) 之內，篩檢過呈陰性未感染新冠肺炎的檢驗報告，才可以獲准進入國門，但就算有這樣的報告，入境後有些國家 (例如日本) 還是會讓當事人再接受一次篩檢。

討論一些太過遙遠或國人鮮少入境的國家沒有意義，但鄰近區域中，舉凡日本、緬甸、越南、馬來西亞、印尼、南韓、泰國、柬埔寨、尼泊爾等，通通有這樣的要求 (當中印尼最寬鬆，要求登機前 7 天內的檢測報告即可)，但菲律賓偏就沒有這樣的要求，只規定旅客入境後需接受菲方的篩檢即可，不用在登機前就先自己去檢驗。

一邊是規定登機前要先篩檢過呈陰性的健康民眾才可以放你入境，但進來之後也會再度幫你篩檢，另一邊是不管你健康與否都讓你來，來了之後才幫你篩檢，母體組成份子完全不同，哪種情況篩檢出來染疫的比率會較高？當然是後者。畢竟前者的情況下，不可能每個

人在出發前的檢驗結果都是偽陰性，或者都那麼倒楣在篩完後幾天內馬上被感染，所以入境後篩檢時，前者當中染疫的比率自然會比較低。

指揮中心的專家或許不可能精通全球各國語言，甚至英文也不一定太好，但外交部領事局官網上就有世界各國因應新冠肺炎疫情的邊境管制措施一覽表，還是中文的，花時間閱讀一下很難嗎？

如果指揮中心沒有閱讀過相關各國邊境管制措施規定，就信口開河質疑菲律賓，不僅不用功，更是對菲律賓的不尊重；如果指揮中心明明閱讀過各國邊境管制措施規定，卻還是想不通為何從臺灣前往菲律賓的人確診率高於臺灣前往其他國家地區的比率，那他們的邏輯推理能力之薄弱，未免令人感到匪夷所思，是真的想不通還是不願意想通？就不得而知了。

2020 年 10 月 4 日
衛福部都坦言全球檢驗試劑市場已供過於求，那陳時中幹嘛還擔心擴大篩檢會導致防疫物資提早用光？

工研院已研發出新冠肺炎篩檢試劑卻未獲衛福部採購，對此 9 月 29 日衛福部次長薛瑞元說因為已用習慣疾管署研發的試劑，他也指出，全球檢驗試劑市場現在是「供過於求」。

然而說也奇怪，面對外界質疑政府連入境者全篩都不肯，8 月 14 日衛福部長陳時中表示，政府必須要顧慮防疫量能是否合理化使用，若疫情再度發生，任意把防疫物資在沒有需要時就使用完畢，就會造成社會傷害，形成更嚴重的破口。

對照 9 月 29 日薛瑞元的說法，既然全球檢驗試劑市場已供過於求，那就算擴大篩檢，之後要從國內外取得更多篩檢試劑使用或庫存顯然都不是難事，為什麼陳時中卻要擔心擴大篩檢就會提早用光防疫物資呢？

事實上，雖然從 6 月以來，每月入境中華民國人數有上升趨勢，

但八月一共也就 47480 人入境，平均一天不到 1600 人，對照指揮中心宣稱單日最大篩檢量能已逼近 9 千，要入境全篩一點都不困難，所以政府若要持續抗拒入境全篩，既不能用篩檢量能不足當理由，也不能再用會提早用光防疫物資當成藉口。

最理想最嚴謹的做法，就是維持入境隔離 14 天（且最好能一律集中檢疫）並在檢隔離前篩檢，否則既然有菲律賓民眾在解隔離前夕篩檢確診（目前政府只對從菲律賓入境者全篩），也有法國技師解隔離後自費篩檢確診，政府要如何向民眾擔保，其他入境後從未篩檢就回歸社會的民眾，都沒有人感染新冠肺炎都不會傳染給其他人呢？

2020 年 10 月 5 日
日本入境普篩近期 9 成確診者無症狀，指揮中心還要繼續抗拒入境全篩嗎？

因應新冠肺炎疫情，許多國家對所有入境者全面篩檢，包括日本，10 月 3 號日本厚生省公布又驗出一例來自臺灣的確診者，值得注意的是，當天日本共公布驗出 14 名境外移入病例，竟有 13 例無症狀，再往前看，10 月 2 日厚生省公布的 6 位境外移入病例更全都無症狀，10 月 1 日的 13 例有 12 例無症狀，9 月 30 日 6 例和 29 日的 3 例全部無症狀。9 月 28 日 7 例有 6 例無症狀。

而且這 49 位近期日本驗出的境外移入確診者年齡和來源都相當分散，其中 8 人來自美國，6 人來自菲律賓，也有來自大陸、南韓與臺灣者。年齡的部分從 10 歲以下到 60 多歲都有，顯示並非抵抗力較差的中老年人感染新冠肺炎就必然會出現症狀。

回頭看國內，中華民國中央流行疫情指揮中心持續找各種理由抗拒擴大篩檢，連入境者普篩也不肯，指揮中心專家諮詢小組委員李秉穎醫生更否認外界憂心臺灣恐有數百潛伏病例的說法，表示只要臺灣有 1 個案例，就會像蜘蛛網一樣傳出去，其中也會造成數百人重症，

但不可能臺灣的醫院、診所醫師都沒偵測出來，這是不可能發生的事。

　　然而從日本近期不分男女老少 49 位境外移入確診者當中高達 46 位無症狀的情況看，新冠肺炎感染者當中有高比率無症狀已是不爭事實。指揮中心現行對菲律賓以外各國的無症狀入境者實施只隔離不篩檢的政策，而 10 月 1 日和 2 日一共公布了 3 位來自不同國家的確診者，如果依照日本這種 9 成無症狀的比率算，恐怕同一期間已縱放 27 位無症狀境外移入患者回歸社區。

　　而縱放之後，又由於社區內被傳染者也將高比率無症狀，導致醫院難以驗出，縱然有少數出現症狀者就醫，亦未必獲採檢，畢竟衛福部長陳時中 4 月 28 日都坦言：過去 100 天社區內有 479 萬人因呼吸道症狀就醫，但僅 3 萬人被採檢，比率不到 1%。加上臺灣堅持採用 ct 值 35 以下才視為新冠肺炎確診者的嚴苛標準，不像日本、大陸和許多國家把 ct 值 35 到 40 之間的人也視為確診者，有症狀的人本就不多可能只有 1 成，有症狀者又不會人人跑去看病，去看病的獲篩檢比率又不到 1%，而確診標準又比國際嚴苛，驗不出來潛伏患者也就再正常不過。

　　指揮中心的本行是防疫，陳時中的工作不是去演唱會唱歌也不是幫時尚雜誌拍照，蒐集分析國際疫情案例加以比較是最基本的工作，如果有作基本功課了解日本的情況後，怎麼還敢說新冠肺炎患者必然有高比率重症，以此否定臺灣可能有潛伏患者？到底是他們太懶忽略這些基本研究比較功課，還是明明知道，卻不願意面對一律視為偽陽性只有臺灣的篩檢才最精準呢？怪了，如果國外驗出的一堆病例都是偽陽性，那國外實際感染人數應該減少一大半，怎麼陳時中又一再告訴國人國際疫情依然嚴峻？

圖為日本厚生省官網 10 月 1 日公布的新冠肺炎境外移入確診病例，13 人當中 12 人無症狀，而且多達 5 人來自美國，沒有來自菲律賓，我們的指揮中心卻堅持只肯對菲律賓入境者普篩，到底是為什麼呢？

（請見第 157 頁，圖 39。）

2020 年 10 月 8 日
跟空軍合照不用戴口罩但跟海軍合照就要戴？蔡英文的防疫新生活「示範」讓人好困惑！

儘管政府宣稱臺灣地區已超過 5 個月沒有新增新冠肺炎病例，但因為每天都仍有約 1 千多人從外國入境，為求慎重，中央流行疫情指揮中心仍呼籲民眾應實踐防疫新生活運動，謹記戴口罩或與人保持社交距離的原則，然而觀察近日蔡英文總統的「示範」卻讓人感到十分困惑，看不出標準何在？

9 月 22 日蔡總統前往澎湖在海軍子儀艦上與官兵合影，雖然是彼此可以掌握身分與聯絡方式的特定對象，但因為大家距離靠很近，不到 1.5 公尺，所以每個人都依然戴緊口罩。然而同一天蔡總統前往慰勉「空軍天駒部隊」時，一樣在室內與官兵合影，結果人人都沒有戴口罩。

指揮中心過去一再強調，遇到你不認識、無法掌握對方身分的不特定對象時，要戴口罩或與他人保持社交距離，才能降低被潛伏的新冠肺炎患者感染風險。而之所以強調不特定對象是因為，一旦被不認識的接觸者感染，要做疫調找出感染源和其他接觸者難度會相當高。

但這意味著彼此認識的特定對象拍照時就不用戴口罩嗎？6 月 5 日指揮中心記者會後，衛福部長陳時中帶頭與指揮中心成員示範了梅花隊形拍照，有戴口罩及沒戴口罩者間隔站，這樣就不用在拍照時人人都戴著口罩。況且理論上，特定對象之間彼此傳染的風險本就不會比較低，在共軍軍機天天大量飛越海峽中線之際，每一位空軍戰機飛行員都很重要，如果有人在與總統或其他官員合照時不慎被傳染，後果不堪設想。

然而蔡總統的防疫新生活「示範」讓人好困惑，到底怎樣的情況

要戴口罩呢？蔡總統當然不是醫學或公衛專家，但理論上指揮中心如果有訂出非常精確的戴口罩原則，一定會對總統報告，所以如果現在她在戴口罩的時機上出現了矛盾的舉措，只有兩種可能原因，一個是指揮中心至今未能提出明確的戴口罩時機指引，另一個原因就是提出了但總統也沒有隨時謹記遵守，兩者都十分不可取。

圖為蔡總統 9 月 22 日去澎湖巡視空軍與海軍部隊的畫面 (取自總統府官網)(請見第 157 頁，圖 40、41。)

2020 年 10 月 16 日
指揮中心間接認證：臺灣輸出病例一採陽二採陰，仍不必然是偽陽性。

中央流行疫情指揮中心 13 日公布，一名男子從大陸江蘇返臺後篩檢陽性確診新冠肺炎，不料之後對他二度篩檢結果卻呈陰性未染疫，但指揮中心發言人莊人祥仍指出，個案首次採檢時 Ct 值為 26（臺灣標準為 35，數值愈低代表病毒量愈高），病毒量高，因此目前仍維持陽性判斷。

然而回想過去各國陸續驗臺灣輸出病例時，指揮中心是甚麼反應？每每在該國對病例二度篩檢呈陰性時就宣稱首次篩檢呈陽性的結果是偽陽性，個案其實沒有感染新冠肺炎，怎麼面對這次江蘇返台個案，又這麼篤定臺灣首次篩檢的結果就必然沒有出問題，不會是偽陽性？

如果說是因為之前臺灣輸出病例的在臺接觸者篩檢都呈陰性並未染疫，因此判定輸出病例應該是偽陽性的話，那這次陸方對臺灣男子在大陸的接觸者驗了半天，所有接觸者也都是陰性沒人感染新冠肺炎，指揮中心又憑甚麼篤定的說該男子必然不會是偽陽性？

其實理論上，由於一個人出門時難免會遇到許多陌生人，要找出

所有的接觸者有難度，加上有接觸也不見得會被傳染，因此接觸者全陰性，本就未必代表當事人沒有感染，加上臺灣堅持原則上只把 Ct 值 35 以下的患者才視為確診者，不像許多國家或地區把 Ct 值 35 到 40 之間病毒量較少的個案也當成確診者，因此臺灣篩檢出來所有接觸者都呈陰性，不等於外國也會認為這些接觸者都沒有染疫。

令人不解的是，指揮中心硬要用最狹義的標準界定確診就算了，當別國基於保護國民採用廣義的標準定義確診，找出大量確診者後，指揮中心不但不跟進，反而還一再明示暗示嘲諷外國檢驗結果是偽陽性，完全不尊重別國，毫無外交風度。

更諷刺的是，當初國內許多專家學者呼籲擴大篩檢時，指揮中心以在臺擴大篩檢後出現一堆偽陽性為由抗拒，怎麼國內要求指揮中心擴大篩檢時，臺灣的篩檢技術就顯得很不精確，但跟大陸或外國對比時，臺灣的篩檢技術又顯得獨步全球絕不會出錯？到底指揮中心認為臺灣的篩檢精準度是高還是低，真的讓人看糊塗了。

不過至少，往後再有人看到臺灣輸出病例一採陽二採陰就宣稱是偽陽性時，根據這次指揮中心這次回應的內容，就可以打臉這種缺乏足夠根據又不尊重外國的論點，一採陽二採陰，有可能是當事人已痊癒或者病毒量降到夠低驗不出來了，絕非只有首次檢驗結果是偽陽性的唯一可能。

2020 年 12 月 31 日
民眾對指揮中心產生懷疑不利防疫，所以陳時中必須提告？2 月時不就因為民眾懷疑指揮中心不用戴口罩的說法，自發戴了口罩才避免疫情擴大？

6 月有民眾在網路上痛罵中央流行疫情指揮中心指揮官陳時中「隱瞞疫情，無恥舔美賣台」，地檢署雖認定民眾根據臺灣一再輸出病例到各國，質疑政府「隱瞞疫情」屬於合理評論，但卻認為「無恥

舔美賣臺」已貶低陳時中人格及社會評價，因此就這部分於 29 日將他起訴。隨後陳時中也表示，那時是民眾對疫情很緊張之際，如果大家對指揮中心產生懷疑，社會人心會非常浮動，沒有全民一致，防疫一定會失敗。

然而回顧 1 月底 2 月初之際，儘管臺灣已有人感染新冠肺炎，指揮中心還在鼓吹「健康的人不用一律戴口罩」，並且請柚子醫師在電視上拍廣告宣傳搭公車捷運也不用戴口罩的理論，結果馬上 2 月中旬就開始有本身或親友都從未出國的民眾在社區莫名其妙感染了新冠肺炎。還好當時包括我本人在內，多數民眾不信指揮中心這套理論，自發的戴上口罩，才避免疫情全面擴散失控。照陳時中提告的邏輯，不曉得他是否會認為，當時多數民眾這樣不相信政府的做法也算是妨害防疫？

如果民眾主張疫情不如指揮中心宣稱的嚴重，呼籲大家徹底放鬆，這樣的說法被更多人接受後，確實有可能造成多數人鬆懈，形成防疫破口，不利防疫；但今天被起訴的民眾是質疑政府隱匿疫情，相信此說的民眾只會因此提高警覺，更勤於戴口罩、保持社交距離，並且減少非必要出門行程，這樣做到底是會怎麼妨害防疫了？

因此陳時中用防疫當成理由提告完全無法成立，至於「舔美賣台」，多年以來自連戰、馬英九、洪秀柱、韓國瑜以降，多少藍營政治人物甚至支持者照三餐被綠營政治人物和支持者罵「舔中賣台」或「舔共賣台」，有幾人因此提告？遑論碰到會加以起訴的檢察官，難道民進黨的官官威特別大罵不得，只有國民黨的官可以盡量罵沒關係？還是說相較「舔中」，「舔美」才是更不堪更可恥的行為，因此陳時中才會憤而提告，檢察官也配合的予以起訴？

圖為 2 月初時任行政院發言人谷辣斯．尤達卡轉發衛福部請柚子醫師拍攝建議民眾搭捷運公車也不用戴口罩的廣告（請見第 158 頁，圖 42。）

2021 年 1 月 15 日
要求別人脫下口罩、鼓吹搭捷運公車都不用戴口罩的政黨，算不算扯防疫後腿？

民進黨昨天在臉書發文痛批，過去一年，國民黨從頭到尾扯防疫後腿，呼籲國民黨不要當「防疫破口隊」。

然而回想一下，去年花政府預算請醫師在電視上拍廣告，鼓吹民眾搭捷運、搭公車都不用戴口罩的是哪個執政黨？是民進黨。要求侯友宜、柯文哲、韓國瑜等縣市長不要戴口罩、把口罩脫下來的，是哪個黨的立委？也都是民進黨的。當社區已一再有民眾從未出國也沒有接觸史卻莫名感染新冠肺炎時，照樣主張健康的人不用人人戴口罩的執政黨，是民進黨。

明明國內單日最大檢驗量能已超過 1 萬件，卻堅持不肯要求所有入境者解隔離前全面採檢，導致有民眾解隔離後開心地去跟朋友吃火鍋，吃完後自費篩檢才發現自己染疫，差點害朋友被傳染，這樣子頑固的執政黨，仍然是民進黨。

早就知道外國出現傳染力更強的英國、南非變種新冠病毒株，卻不肯防患未然，偏要等到帶有這些病毒株的民眾入境後，才提升防範措施的，還是民進黨；給機師開後門，入境後只要隔離 3 天還不需要篩檢就可以解隔離到處跑的，依然是民進黨。

從去年 2 月中旬到 4 月初臺灣出現了 10 例感染源不明的本土病例，遍布北中南，如果當時人人都聽民進黨政府的宣導不戴口罩出門，臺灣還能倖免於難嗎？最沒資格批評其他政黨是「防疫破口隊」的，就是民進黨。

2021 年 1 月 18 日
連續兩位你以為風險較低的醫護人員都被傳染，陳時中還要繼續賭一把不對全院 2500 人普篩？

　　繼案 838 的醫師與 839 的護理師之後，同一醫院又先後新增案 852 護理師、案 856 醫師成為新冠肺炎確診者，中央流行疫情指揮中心研判兩人都是被案 838 傳染的。諷刺的是，因為一開始根據指揮中心的認知，通常要在彼此未戴口罩、近距離長時間（至少 15 分鐘）接觸才比較會被傳染新冠肺炎，才會被視為密切接觸者，所以案 838 確診後，全院所有醫護人員中只有 39 位符合此一定義者被列為居家隔離對象，不能外出，852 和 856 仍照常上班外出好幾天，直到後來確診才被隔離治療。

　　諷刺的是，指揮中心 17 日記者會上，儘管指揮官陳時中口口聲聲會檢討「密切接觸者」的定義與適用「居家隔離」的標準，但當記者詢問是否將對整家醫院 2500 人全部篩檢時，陳時中依然信心滿滿的表示，經過專家討論，外面那一圈還好，現在要處理中間這一圈接觸者，不打算全院普篩。

　　嗯，既然按照你過往採用的「密切接觸者」的定義與適用「居家隔離」的標準，照樣可以出現不需要「居家隔離」的非「密切接觸者」也被感染的情況，到底你陳時中哪來這麼大的把握，院內那些外圈的人士就一定不會染疫？

　　況且陳時中自己都坦承案 838 與 856 接觸時間才 10 分鐘兩人又都全程戴口罩，顯示要嘛如今面對的病毒株傳染力已比過往強，彼此都戴口罩照樣難以避免，要嘛 856 根本就是被其他潛伏的患者或醫院環境內的病毒傳染的（病毒可能存在於病房門把等各處），你陳時中在沒有針對全院環境採檢過的情況下，憑甚麼一口咬定院內其他人都不可能接觸到或帶有新冠病毒，因此不用採檢？

　　大陸、南韓在社區出現一個普通民眾感染新冠肺炎後，就會馬上

採檢成千上萬名接觸者，臺灣不僅對普通社區感染者只意思意思篩檢一百多名接觸者了事，連醫院內接連有醫護人員染疫，都不願意全院篩檢，放著一天全國最大篩檢量能有 1 萬 1 千件不好好運用，到底是在想甚麼？不怕出現更多漏網之魚？為什麼一定要這樣心存僥倖賭一把？

正常人在知道自己已經犯錯的情況下，通常會變得更謙卑更謹慎更願意檢討，陳時中明知過往那套「密切接觸者」定義該檢討，卻不曉得舉一反三，想到應採檢對象也該檢討、應該全院普篩？難道真的因為過去一年塑造臺灣防疫世界第一的大內宣、大外宣久了，又動輒對質疑者開罰、告發，不容外界「逆時中」，於是真的把自己當神了，所以認為自己不會錯？

想想也不意外，1 月 12 日案 838 確診後，照理說他在有防護措施的情況下接觸已知確診病患案 812，不應被感染，卻仍染疫，已顯示過往那套戴口罩就不太需要怕被傳染的理論未必適用，醫師出身的前民進黨立委林靜儀卻照樣粉飾太平，於 14 日強調「一年來，社區傳染個案多必須有至少超過 15 分鐘未戴口罩交談飲食的行為，才有感染風險」。當一個群體集體出現過度樂觀的思維低估病毒的威力時，你很難期待身為那個群體當中深受愛戴的那位領導者，頭腦可以瞬間清醒過來。

圖為林靜儀 2021 年 1 月 14 日的臉書發文。（請見第 158 頁，圖 43。）

2021 年 1 月 20 日

無症狀者隔離 30 天後仍可能傳染他人，法院打臉陳時中，指揮中心還要放任無症狀者入境後不篩檢就解隔離嗎？

　　一位民眾確診新冠肺炎後住院治療對外隔離 30 天後，儘管已經沒有症狀，卻仍因檢驗結果呈陽性未能解隔離出院，她不滿人身自由長期受限制告上法院，但臺北地院認定，雖然她已住院隔離 30 天，但經專科醫師鑑定檢驗結果仍呈陽性，顯示她出院後仍有感染不特定多數人之危險，因此駁回她的請求。

　　新聞一出，網路上留言多半對法院判決一片叫好，但諷刺的是，我們的中央流行疫情指揮中心自指揮官陳時中以降，卻一再告訴民眾，從海外入境的無症狀民眾縱然有人是潛伏的新冠肺炎患者，經過 14 天隔離就已幾乎不具有傳染力，因此並無對全體入境者在解隔離前篩檢，確認為陰性未染疫後才予以放人的必要。不曉得有沒有民眾一邊支持法院的判決，一邊肯定指揮中心這種政策的？

　　支持指揮中心現行政策的人不妨再回想一下，高雄一位居家檢疫民眾解隔離後開心與朋友吃火鍋，吃完後才得知自己自費篩檢確診新冠肺炎時，你有沒有痛罵她？可是如果你相信指揮中心說的，無症狀的潛伏患者經過 14 天隔離就已幾乎不具有傳染力，那你幹嘛罵她怕她？如果你擔心，放任她不用篩檢就可以解隔離的不就是指揮中心？這樣的政策還不用檢討？

　　或許過去縱然有漏網之魚回歸社會，因為國人戴口罩比率世界第一，因此也比較不容易被傳染，但這次部立桃園醫院在指揮中心背書醫師照顧病人時都有按照標準作業程序 (SOP) 的情況下，卻照樣接連有 6 位醫護人員、1 位看護和 2 位家屬被傳染，顯示當各國紛紛出現傳染力更強的變種新冠病毒株之際，過去政府以為有效的防堵措施，不代表未來也仍然有效，否則為什麼醫護都有戴口罩接觸病人或彼此，卻照樣被傳染？

如果政府還是不肯限制每天入境的人數降低醫護人員的負擔，至少先從對全體入境者解隔離前一律採檢做起吧，否則如果有解隔離後的潛伏患者去醫院看診，傳染給醫護人員怎麼辦？

大官們不要只會出一張嘴的自稱關心醫護、與醫護站在一起，結果自己有症狀馬上就可以採檢，部立桃園醫院出事後卻還有醫師想篩檢等不到，然後安居後方不用怕染疫的大官們自己薪水年終一毛不少，在前線奮戰的醫護人員工作量大增，可多領到的津貼不但少又往往要等到快望穿秋水才能拿到。

2021 年 1 月 25 日
自己一開始匡列居家隔離對象太少搞到衛福部桃園醫院群聚感染擴大，陳時中還好意思批評質疑的醫生是期待政策「變成大錯誤」？

衛福部桃園醫院群聚感染事件持續擴大，24 日又新增了兩例，為 11 日從該院出院之病患與陪病家屬，但一開始都被中央流行疫情指揮中心認定處於較安全的「綠區」，因此起初並未要求他們居家隔離 14 天，在 24 日確診前他們仍有在社區活動，恐有傳染他人之虞。

為此，24 日有記者向陳時中表示，陳時中 23 日自己承認圍堵本次群聚感染的防火牆現在有出現的小隙縫，而有醫生說：「這不是小隙縫是政策大錯誤，因為現在看起來圍堵醫院內與社區的防火牆都有破洞。」對此陳時中竟回稱：「用大錯誤形容我覺得是言重了，我不希望是變成大錯誤，有人要期待這樣子，我認為大可不必。」

新冠疫情爆發以來，只要有人質疑民進黨政府的防疫政策，質疑有不足之處，憂心恐出現漏網之魚，往往就會被批評是「希望臺灣大爆發」、「唱衰臺灣」。但完全是一種毫無邏輯可言的荒唐言論，認為可能出現某種情況就表示希望這種情況發生，那 2020 年大選前民進黨支持者滿腦子「芒果乾」認為韓國瑜當選臺灣就可能被中共統

一，是否表示他們其實支持臺灣被統一？

　　理論上，中華民國的大學生比率高居全球第一，罕見文盲，不應該有這麼多人邏輯如此差，但這種毫無邏輯的言論，過去一年卻屢見不鮮，這次更見諸陳時中本人之口，不禁讓人好奇，是否過去一年來許多發表這種言論的人背後其實有受人「委託」、「指使」，才會不約而同地講出如此反智又沒有邏輯的言論呢？

　　而更令人髮指的是，這次群聚感染之所以會持續擴大且備受各界質疑，就是因為陳時中反應太慢，一開始案 838 醫師確診之後，只匡列 39 名醫護人員匡居家隔離 14 天，結果之後感染的醫護人員都不屬於這 39 人之列，好不容易擴大匡列住院病人與陪病家屬，又堅持分區匡列，不要求全體隔離 14 天，才會出現本以為安全的人在社區到處跑有可能傳染給別人的風險。

　　風險是你自己應對不當造成的，你陳時中還好意思反過來指控別人期待政策「變成大錯誤」？會不會變成大錯誤，從來就不是由沒有決策權的一般民眾或普通醫師決定的，而是由陳時中等這些有決策權的大官決定的，他們有機會早點隔離更多人避免擴散，但卻選擇不這麼做，倘若未來真的不幸蔓延開來，不怪你陳時中要怪誰？

註：24 日下午的記者會嗆完質疑的醫師後，傍晚 6 點半陳時中突然又召開記者會，態度一轉，宣布將所有 1 月 6 日至 19 日從衛福部桃園醫院出院病患及其同住者、陪病者及其同住者、案 889 就醫時之相關接觸者，即日起全數列入居家隔離至出院後 14 天，若已完成 14 天居家隔離者，將安排採檢。這樣修正的態度是對的，但回顧過去幾天他一直否定需要擴大篩檢，乃至於 24 日下午還對於質疑者扣帽子，是否更應該先為這些不當言行還有一開始的掉以輕心道歉呢？你如今的改變政策，不就等於承認一開始的政策是錯誤的、不足的？那人家醫生的批評有甚麼錯？

2021 年 1 月 27 日

自己被質疑防疫慢半拍就要大家記得對手是病毒,那你陳時中當初幹嘛用政風查主動擴大篩檢的彰化縣衛生局?為什麼要告發提醒萊豬有毒的蘇偉碩醫師?

衛福部桃園醫院群聚感染事件持續擴大,已有 15 人確診,中央流行疫情指揮中心指揮官陳時中 25 日被問到外界質疑他反應太慢且未能及時聽取專家建議時回稱,現在正遭受病毒攻擊,不要再繼續傷害,這都沒有意義,「希望大家記住,我們共同的敵人是病毒。」

這話乍聽有幾分道理,但說也奇怪,既然你陳時中也知道共同的敵人是病毒,為什麼去年你還要動用政風去調查主動擴大篩檢的彰化縣衛生局?為什麼你要去告發提醒民眾萊豬有毒的蘇偉碩醫師?你檢討對付別人就是理所當然,別人檢討你就沒有意義?

如果是一般民眾提出錯誤的防疫主張,或許看看就好,因為他沒有決策權,不必急著去批評攻擊他的主張,但陳時中好像忘記了,他跟一般人不同,握有中華民國防疫最高決策權,作出錯誤的決策可能會導致數千、數萬甚至數十萬人受害,人民當然有權隨時在覺得他決策有問題的時候提出質疑批評,希望他改正錯誤,不然難道要放任錯誤的政策持續下去?如果大家都不提出批評質疑,天曉得政府是否真的還會願意主動修正原本錯誤的政策?

表面上這次衛福部桃園醫院群聚事件,指揮中心已作出修正,擴大應該居家隔離對象,但陳時中卻也說這只是本次擴大,未來遇到其他確診病例並不會比照本次作法擴大接觸者定義、擴大應隔離對象,那他這樣算是真正記取教訓作出調整了嗎?在你陳時中徹底覺悟徹底調整錯誤政策之前,人民為了自己的健康安全,繼續檢討批評你這個不願意徹底改正錯誤的指揮官,剛好而已!

2021 年 2 月 10 日

案 934 五度採檢才確診新冠肺炎，誰能保證其他確診者的接觸者採檢一次陰性就表示沒有被傳染？

昨天臺灣地區新增了一位新冠肺炎本土確診病例案 934，是案 863 衛福部桃園醫院護理師的親人，並且是已不幸往生的案 907 的女兒，重點是她是在居家隔離 21 天，且期間經歷五度採檢才確診新冠肺炎的，而且 CT 值高達 17，身上的新冠病毒量相當多。

回顧過去，在臺灣發生了很多離奇的事件，從酒店女公關的接觸者篩檢後都呈陰性沒有被感染，到自費篩檢確診的民眾在確診前夕與 9 位同事吃火鍋，9 人隔離 14 天後採檢也都呈陰性沒有被感染。如果是真的沒有散播出去，當然是好事，但看到案 934 五度篩檢才確診的情形，不禁讓人想問：之前那些確診者的接觸者採檢一次陰性，就真的表示他們都沒有被傳染嗎？

畢竟案 934 不是臺灣地區唯一一位多次採檢後才確診的案例，除了早先大量的二度採檢才確診的案例外，這次衛福部桃園醫院護理師案 868 也是第四度採檢時才確診。

諷刺的是，中央流行疫情指揮中心和陳時中的支持者至今仍堅持抗拒對無症狀的入境者篩檢，理由之一是這些無症狀的民眾就算曾有人解隔離後自費篩檢確診，指揮中心對他們的接觸者篩檢都呈陰性，顯示這種無症狀患者被隔離 14 天後已幾乎沒有傳染力，因此沒有必要強制全面對他們篩檢。問題是從案 934 與案 868 的經驗看，誰敢保證那些接觸者篩檢一次呈陰性就保證他們都沒有被傳染？用這種過往的「經驗」當成抗拒入境普篩的理由，完全無法成立。

2021 年 2 月 12 日

不實施入境普篩只是因為沒必要？陳時中怎麼不敢重提入境普篩會被偽陽性癱瘓醫療量能？

　　持續有從外國入境臺灣地區者在隔離 14 天後自費採檢確診新冠肺炎，因此最近中央流行疫情指揮中心記者會上，常有記者問陳時中是否要對所有入境者篩檢，對此陳時中也一再用指揮中心過去的說法回稱，經過 14 天隔離後，無症狀的新冠肺炎患者病毒量已降低到幾乎沒有傳染力，所以沒有必要對無症狀者篩檢。

　　可有趣的是，去年 4 月被外界質疑為何不肯實施入境普篩時，陳時中強調，如果實施入境普篩，將出現大量偽陽性（實際上沒得新冠肺炎卻被誤篩成患者），癱瘓臺灣的醫療量能，怎麼如今陳時中都不敢再提這種觀點？

　　理由很簡單，因為從去年一月以來，臺灣地區共篩檢了 32 萬人，結果只篩出一位偽陽性（案 530），機率不到 0.001%，而這位偽陽性也與試劑品質無關，單純是篩檢人員不慎把確診者的檢體錯置到案 530 的名字那，到底要怎麼因為這麼低的偽陽性機率癱瘓臺灣醫療量能？

　　更別說當今年外界一再質疑在大陸篩檢只需要數百元臺幣，在臺灣卻要六、七千元，陳時中的理由是我們的篩檢「比較精準」，比較精準自然意味著出現偽陰性或偽陽性的機率都比較低，那麼這時再重提在臺灣入境普篩會出現大量偽陽性，形同自我打臉，陳時中只好閉口不提。

　　然而臺灣從頭到尾用的篩檢方式都是一樣的，都是國際上最精準的 PCR 篩檢，而不是精準度較低的快篩，到底出現偽陽性的機率是高是低，從頭到尾應該是一樣的，陳時中一下子刻意強調機率很高一下子絕口不提，說明了對有些人而言，防疫論述講究的不是科學而是政治需求，就像這個政府一下子說健康的人不用戴口罩甚至連搭捷運公車都不用，一下子又在超過半年連續本土零確診之際，要求出入八大

類場所必須戴口罩，理由無他，這個政府永遠不會承認自己有錯或者有不足之處，所以只會找其他藉口掩飾推託。

2021 年 2 月 21 日
史瓦帝尼國王是服用哪種臺灣送的靈藥治好新冠肺炎不能說？陳時中忘記說好的「Taiwan can help」？不公開分享是哪種靈藥怎幫助各國學習跟進？

我邦交國史瓦帝尼國王昨天表示，他於 1 月感染新冠肺炎，服用臺灣贈送的藥物後治癒。對此昨天下午中央流行疫情指揮中心記者會時，記者詢問指揮官陳時中究竟是哪種藥物，陳時中卻推稱這屬於病人病歷的一部分，除非當事人要公布，否則指揮中心不能公布治療過程。

然而陳時中好像忘了，新冠肺炎疫情肆虐全球後，包括他在內，整個民進黨府院黨上上下下一再對國內外宣傳臺灣防疫有成，強調臺灣的防疫經驗可以分享給全世界，「Taiwan can help」，可既然如此，不公開分享是哪種靈藥，是要怎麼幫助世界各國學習跟進採用這種靈藥？但想想去年初我們這個政府禁止民間自由販售口罩期間，連口罩分配流向都視為機密，拒絕提供資料給立委，如今治療新冠肺炎可以靠哪種藥物都變成機密，好像也不稀奇。

治療梅毒可以靠「盤尼西林」，沒有人會說用「盤尼西林」治療梅毒事涉隱私，不能對外透露，但反過來講，當事人是否感染梅毒，就屬於病人隱私，非經當事人同意，原則上確實不能公開。可在臺灣，卻連當事人公開自己得了甚麼病之後，都還不能透露採用哪種藥物治療，實在讓人百思不得其解，如果臺灣真掌握這麼好的治療方式與藥物，卻不願意分享給世界知道，是自私；如果明明不是靠臺灣的靈藥治好的卻對外這樣說，是散布假訊息，到底這次事件的真相是何者呢？

2021 年 3 月 2 日

明知加州變種病毒株致死率高，政府還不比照對待英國、南非、巴西的作法，要求自美入境者全面集中檢疫並採檢，難道是因為政治考量不敢得罪美國？

2 月 27 日中央流行疫情指揮中心記者會上，醫療應變組副組長羅一鈞坦言，造成上個月衛福部立桃園醫院群聚感染事件的美國加州變種新冠病毒株，致死率、重症率與家戶侵襲率都明顯較高。

但說也奇怪，既然已知道加州變種病毒株致死率高，而且之前英國、南非、巴西出現傳染力較強的變種新冠病毒株後，指揮中心也懂得要求 14 天內曾去過英國、南非、巴西的民眾入境後全面集中檢疫並在解隔離前不分有無症狀一律採檢，那為什麼指揮中心至今還不肯比照對待英國、南非、巴西的作法，要求自美入境者全面集中檢疫並採檢？

美國早已是確診新冠肺炎人數最多的國家，如今又出現威脅更強的變種病毒株，自純醫學角度看，從嚴對待自美國入境者絕對有必要且合情合理，指揮中心卻不願意，難道這個政府在防疫的時候還是處處以政治考量，深怕這樣作會讓美國老大哥不開心，因此不願採取必要措施防堵來自美國的變種病毒株？希望政府不要用政治來防疫，防疫講究的是科學與醫學，面對任何國家的疫情威脅，都應嚴正對待，不可為了政治目的讓國民承受更高的風險。

2021 年 3 月 20 日

立委不懂疫苗就沒資格監督疫苗採購？那當年不懂核能發電、服貿的民進黨立委與支持者憑甚麼反核四、反服貿？

　　衛福部長陳時中前往立法院報告時，仍拒絕透露新冠肺炎疫苗採購價格，然而我國不僅疫苗採購速度偏慢，甚至傳出曾有立委介入，因此在野黨不滿執政黨規避監督的作法，隨後臨時提案通過成立「COVID-19 疫苗採購調閱專案小組」。事後不僅民進黨不滿，網路上一堆覺醒青年也馬上火力全開，痛罵藍白政黨在扯後腿，甚至有人質疑立委不懂疫苗，憑甚麼成立小組監督。

　　嗯，如果立委監督執政黨的作為就是扯後腿，那民進黨在野時關心能源政策強力反核四，關心兩岸與經濟政策反服貿的作法，不曉得算不算是扯後腿？然後如果立委本身不懂疫苗就不能監督疫苗採購，那你民進黨立委和支持者有幾個懂核能發電和服貿？憑甚麼去監督、反對服貿與核四？

　　講白了，在某些覺醒青年的眼中，只要是民進黨做的事情就一定是對的，反之藍白政黨做的就一定是錯的，那他們大可效法華國鋒直接提出這種凡是論，不必遮遮掩掩用其他藉口批評，結果卻打臉到自己支持的民進黨。

　　最後，讓人不解的是，如果整個疫苗採購過程一切正常，都是以國家和多數人民利益為出發點，那為什麼要抗拒接受立委監督？越是抗拒監督的態度，是否越意味著，當中有見不得人的真相？

2021 年 3 月 26 日

入境臺灣四個月後才確診新冠肺炎且 IgM 呈陽性，還叫境外移入病例？

25 日中央流行疫情指揮中心宣布臺灣新增三起境外移入新冠肺炎確診病例，但其中案 1012 的情況卻讓人感到匪夷所思，照指揮中心的說法，案 1012 為本國籍男性，去 (2020) 年 11 月 19 日前往美國，11 月 22 日經由韓國轉機返臺，近期因計劃再次出國，今年 3 月 23 日至醫院自費採檢，檢出 COVID-19 陽性，於今日確診 (Ct 值 36)。因個案次日再驗核酸結果為陰性，血清抗體 IgM 及 IgG 皆為陽性，推測感染時間已久，研判於美國期間遭感染的機會較高。

然而醫學上，藉由檢測血液中是否具有新冠病毒的 IgM 或 IgG 抗體，不僅可判斷是否曾經感染新冠肺炎，更可判斷已感染新冠肺炎多久，因為感染新冠肺炎後，通常一至兩周會出現 IgM 抗體 (即 IgM 抗體檢測呈陽性)，但通常大約一到兩個月之後就會消失，而 IgG 抗體則在感染後兩周才會出現，且可以持續存在超過兩個月。

所以臺灣人到底是有甚麼有別於全球人類的天生特殊體質？為什麼繼 2 月 17 日入境 80 天且 IgM 呈陽性的案 939 被指揮中心視為境外移入病例，如今又一個入境四個月且至今 IgM 仍呈陽性的案 1012 也是境外移入病例？臺灣人不僅難以感染新冠肺炎，而且感染之後 IgM 存在的時間也總會比全球各的的民眾久很多？到底是甚麼神奇巫術？要不要以後入境一年的民眾確診了也被宣布是境外移入病例算了？只要有出境紀錄，不管隔多久都會被視為境外病例？屬害了，我們大臺灣「獨步全球」的判定標準！

2021 年 4 月 29 日

華航機師的家人早在至少一兩個月前就染疫現在才被發現，指揮中心還要繼續這種不盡早擴大篩檢讓潛伏患者在社區出沒的政策嗎？

華航機師群聚感染新冠肺炎事件人數持續增加，昨天中央流行疫情指揮中心公布有兩名機師眷屬確診（皆為無症狀患者），值得注意的是，傳染給他們的機師並非確診者，但先前抗體檢測呈陽性，表示曾經感染新冠肺炎但已痊癒，然而在痊癒之前就把病毒傳給自己的家人了，不僅如此，昨天指揮中心也公布，還有三名機師家屬雖然核酸檢測為陰性，並未確診，但與確診的兩名機師家屬一樣，血清抗體 IgM 陰性、IgG 陽性，表示曾在大約至少一兩個月前就感染新冠肺炎，但已痊癒（感染新冠肺炎後，通常一至兩周會出現 IgM 抗體（即 IgM 抗體檢測呈陽性），但通常大約一到兩個月之後就會消失，而 IgG 抗體則在感染後兩周才會出現，且可以持續存在超過兩個月）。

所以之前那些陳時中的粉絲到底憑甚麼一口咬定，臺灣沒有新增的本土確診病例，就表示沒有潛伏的新冠肺炎患者？照指揮中心這種原則上沒症狀就不篩檢，有症狀的本土民眾就醫時也只有少部分獲篩檢的政策，有人感染新冠肺炎之後沒有被發現根本一點都不意外。過去一年多臺灣並未全面對國際斷航，每天都有機師前往國外，以外國疫情之嚴峻，在當地染疫機率並不低，但指揮中心卻一度採取讓無症狀的機師結束隔離後不須篩檢就可直接出關的政策（而且只隔離 3 天），遑論篩檢他們的家人，天曉得之前有多少染疫的機師和其家屬進入社區？就算指揮中心宣稱無症狀的患者經過 14 天隔離後幾乎已沒有傳染力，這些機師沒有隔離滿 14 天，他們的家屬更沒有跟著被隔離，仍具有傳染力。這次的案例，顯示照指揮中心的防疫政策，早就不知道讓社區出現多少潛伏的患者，而未能及早發現了。

然而指揮中心依然粉飾太平的表示：依據目前調查結果，新冠肺

炎在社區傳播的風險很低。廢話,你都在人家感染後一兩個月才把人找出來,現在看起來當然 ct 值很高病毒量低,傳染力低,問題是在一兩個月之前當事人剛感染之際,沒有被你找出來隔離,誰敢保證他周遭的人沒有被傳染?但如果指揮中心又比照過往的做法,只匡列他們最近 14 天的密切接觸者,而非他們剛感染時的密切接觸者,當然又會得到接觸者全陰性的神奇結果,但卻放縱了之前可能被感染的潛伏患者,繼續在社區中。

當然或許時中粉又會表示,過去一兩個月沒有一堆人死亡或重症把醫院癱瘓的情況,表示新冠病毒並沒有在臺灣社區傳播出去,政府防疫政策沒有問題,不用擔心。然而去年 4 月底陳時中透露,只針對社區內約 1% 有呼吸道症狀的患者作篩檢,如果至今依然採取這樣的作法,天曉得剩下的 99% 有沒有人其實已染疫,之後將病毒傳出去甚至本身不幸往生的?畢竟臺灣可沒有全面對往生者作篩檢。

而用去年總死亡人數沒有比往年多,作為沒甚麼人在未被官方察覺的情況下感染新冠肺炎,也不是個好理由。首先,新冠肺炎在全球死亡率也就 2%,多數人染疫之後都不會死亡或成為重症患者;其次,去年全民戴口罩、勤洗手、噴酒精、保持社交距離的比率創史上新高,理論上感染流感、普通肺炎等其他疾病而死亡的人數本就應該大幅降低,但 2020 年整年的死亡人數只比 2019 年降低 1.78%……

也許因為臺灣看病方便,民眾有症狀就可以即時去診所就醫,用普通的方式提早治癒,也可能因為戴口罩比率相對世界最高,傳染鏈比較容易斷,也可能真的不同人種感染新冠肺炎乃至於變成重症的機率有異(對比歐美的死亡率和東亞各國的死亡率……),導致臺灣在政府這種漏洞百出的防疫政策下,還不至於有多少人因此成為新冠肺炎的重症患者乃至因此死亡,但防疫是政府的責任,不該丟給民眾或基層診所,甚麼時候政府才願意對所有的入境者、確診者之密切接觸者和社區內多數有呼吸道症狀的民眾予以採檢呢?整天吹噓「Taiwan can help」結果卻只會隔離、要民眾戴口罩,而不能配合大量篩檢盡早

揪出感染者，到底是因為無能所以無法擴張篩檢量能，還是死愛面子不願意確診人數增加影響「防疫成果」所以不願意擴大篩檢呢？

2021 年 5 月 12 日
費鴻泰不該痛罵陳時中這位「救命恩人」？難道身為民代，不該替其他因為官員錯誤政策而染疫受害的民眾發聲？

　　早在兩個月前就有民眾檢舉諾富特飯店讓檢疫中機師和一般旅客混住。但指揮中心、民航局、桃園市政府卻通通未能及早糾正，導致爆發華航與諾富特三十多人群聚感染新冠肺炎的事件，但衛福部長陳時中卻還推稱，公文不會跑得比病毒快。為此國民黨立委費鴻泰怒嗆陳時中根本就該被槍斃，隨後民進黨籍臺北市議員許淑華在臉書發文怒嗆費鴻泰，表示陳時中身先士卒率領防疫團隊，和全國醫護人員一起撐起臺灣抗疫防線，費鴻泰有想過自己的命其實是陳時中救的嗎？

　　嗯，衛福部主管的桃園醫院未落實分艙分流，搞到年初群聚感染，甚至一位護理師案 863 不僅全家七口染疫，當中她的婆婆更不幸往生，不曉得對這位護理師全家而言，會怎麼看陳時中主管之下的衛福部應作為而不作為？

　　還沒有完，去年一月底二月初，政府持續宣導健康的人不用一律戴口罩，結果二月中旬臺灣就出現感染源不明的新冠肺炎本土病例，當中案 27、案 34 都不幸往生，不曉得她們的家屬又會怎麼看鼓吹大家不要戴口罩害他們的親人因而染疫過世的陳時中等人？

　　再看看昨天臺灣一口氣新增七位本土確診病例，創疫情以來新高，新冠病毒不會憑空出現，如果臺灣社區本來很安全，病毒從哪來的？不就政府持續堅持不願意對所有入境者一律篩檢的政策，讓多數的無症狀者經過 14 天隔離就可以直接在社區出沒，而對有症狀者，不強制集中隔離之下，如果有症狀不通報或偷跑出門政府又如何徹底掌握？因為這些漏洞百出的防疫政策搞到新冠病毒進入社區，不是你

決定政策的陳時中的錯，難道是我們這些無權決定政策的市井小民或在野黨政治人物的錯？

許議員認為費鴻泰不該用這麼重的字眼講他的「救命恩人」，意思是說只要沒有親友因為新冠肺炎而往生的人，都沒有資格重砲抨擊陳時中的錯誤防疫政策嗎？難道在她眼中，一個民意代表只要關心自己的親友就好，其他一般民眾就算受害，也不應該為此感到義憤填膺，痛罵官員的錯誤政策誤國誤民？沒有悲天憫人的情操、不願意關心普羅大眾的人，有甚麼資格擔任民意代表？但想想也難怪啦，這種精神，大概不是民進黨這些只問黨意不問多數民意的黨意立委，可以理解的。

一碼歸一碼，疫情爆發以來，臺灣擴產口罩、實施居家檢疫的制度，當然都值得肯定，但遲遲不願意對入境者全面篩檢，乃至於未落實防疫旅館、醫院的分艙分流，政府絕對難辭其咎。身為民意代表，該做的不是只看到好的一面，對不好的視而不見，甚至當有人點出問題後，不是跟著檢討政策，反而是檢討質疑的人，這樣的人真的不適合當民意代表，比較適合去當行政院發言人，但希望她如果真有機會去那邊高就，不要也染上濫用公帳報統編、散布假訊息詆毀民間店家的惡習。

新冠肺炎 # 陳時中 # 費鴻泰 # 許淑華
註 1：此位許淑華為民進黨籍臺北市議員，與國民黨籍的南投縣立委許淑華為不同人。
註 2：表面上許淑華議員在臉書發文中也說到「當前的防疫作為或許有需要調整和研議的地方，但絕非像費鴻泰先生一樣，用槍斃這種中國威權式的字眼」，看似不反對檢討政策，只反對費鴻泰的用語，問題是那許議員這些天是有提出了甚麼對政策的檢討嗎？如果一個人口口聲聲說他反對別人檢討政府政策，只反對別人的用詞，但她自己卻只顧檢討別人用詞而不檢討政府的政策，那麼很顯然，所謂的不反對

檢討政策根本就是個幌子，實際上就是不樂見別人檢討政策，才會放著影響全國千萬民眾生命的錯誤政策不檢討，跑去檢討一個無權決定政策的在野黨立委在關心民眾健康時的一時情緒用語，這根本就是在轉移焦點。就像前幾天桃園鄭大立委一邊口口聲聲批評酒駕，一邊發文痛批宣揚臺北市防治酒駕成果的民眾黨，讓人懷疑根本是想轉移焦點，讓外界忽視修法或改進措施因應酒駕的重要性。

2021 年 5 月 17 日
指揮中心坦承多數新冠肺炎患者症狀輕微，打臉綠色網民社區有潛伏患者醫院早就被癱瘓的謬論。

16 日指揮中心記者會上，由疾管署預防醫學辦公室防疫醫師陳婉青代表向民眾喊話，表示大部分的新冠肺炎患者症狀輕微，休養後即可自行康復，因此為了將醫療資源留給重症患者，請確診個案先留在家中不要離開，等候公衛人員通知。

不曉得過去一年間，那些口口聲聲護航指揮中心那種篩檢量少之又少的篩檢政策（連入境者也不全篩），相信沒有新增本土確診病例就表示社區真的沒有潛伏患者，且認為如果有，醫院早就被塞爆、早就屍橫遍野的網民，有沒有感到臉腫腫的？誰說新冠肺炎一定會有大量重症患者？至少如今的指揮中心告訴大家，無症狀加輕症的人，遠比重症的多。

事實上，早在去年初，美國羅斯福號航空母艦與法國戴高樂號航母艦上都爆發大規模群聚感染，但患者當中分別有 6 成和 5 成無症狀，冰島去年初自願受檢的確診者當中也有 50% 無症狀，國際案例早已顯示新冠肺炎患者本就有相當高比例無症狀，可說也奇怪，臺灣的時中粉們偏偏就死不願相信，只有指揮中心和陳時中的話才能讓他們接受，莫非在他們眼中，全世界的篩檢數據都在造假，只有臺灣的指揮中心才可信？

2021 年 5 月 21 日
臺灣的負壓隔離病房不減反增，說好的超前部署呢？

　　我曾經很困惑，新冠肺炎疫情肆虐全球一年多以來，各國都在積極擴張醫療量能因應可能不斷增加的確診病例，為什麼臺灣的負壓隔離病房卻反而由去年 4 月的 970 床，掉到今年 5 月只剩下 670 床？（以上數字都是總床數而非空床數，所以不能用現在疫情吃緊當成數量減少的理由，但對於 670 這數字，21 日指揮中心又改口了，見於文末補充處）

　　但看到這幾天臺灣本土確診人數激增，中央流行疫情指揮中心做的，卻是忙著在每天早上加開一場用以打擊假訊息的記者會，我好像恍然大悟了，原來我們的指揮中心一年以來，除了指揮官到處參加演唱會、推銷農產品之外，還花了大量時間在監控網路。莫非大家都誤會指揮中心了，所謂的超前部署，其實主要指的是打擊假訊息這塊，而不是擴充醫療量能？不曉得我們的指揮中心是否認為：想要成功防疫，打擊假訊息比擴充篩檢與醫療量能更重要？

　　至於那些每天因為政府沒有及早擴充醫療量能，確診了也只能在家苦等醫院病床甚至等不到就先往生的民眾？對某些人而言，不曉得是否只是一個冷冰冰的數字？有種蔡英文、蘇貞昌、陳時中自己萬一哪天也不幸確診甚至發燒後，照樣乖乖地在家躺著等候，不要第一時間住院隔離治療。否則憑甚麼一般老百姓因為他們過去一年應作為不作為，要承受如今被感染的苦果，結果他們這些始作俑者卻可以不用承受？

補充：指揮中心 21 日下午最新說法表示，今年 5 月 670 床的數字，是只算部分主要醫院的數量，全臺一共有約一千床。好吧，就算你改口了，但跟去年 4 月比，還是一個幾乎原地踏步的數字，那超前佈署到底在哪？還是看不出來。

2021 年 5 月 22 日

總統官邸志工確診，蔡英文馬上獲採檢，說好的有症狀、有密切接觸優先採檢呢？

20 日總統府發言人張惇涵表示，19 日下午一位總統官邸協助照顧退疫工作犬的志工主動通知確診，雖然該志工上次去官邸已是 11 日的事，且時間未與總統重疊，更沒有進入總統起居的寓所，但該志工確診後，總統醫療團隊仍馬上啟動，幫蔡英文、與蔡英文密切接觸的維安人員、幕僚、其他志工進行核酸檢測，結果包括蔡英文在內，獲篩檢的 25 人皆為陰性，並未染疫。

說也奇怪，過去一年多以來，每次出現確診者之後，指揮中心動輒都只列出極少數的密切接觸者，還不見得全予以採檢，怎麼這次蔡英文這麼長時間沒接觸到這位確診者，卻可以馬上獲得採檢的機會？不是說現在檢驗量能吃緊，呼籲民眾有症狀再採檢？（連蔡英文自己 19 日都這樣呼籲民眾，那她有症狀嗎？如果沒有密切接觸史又沒有症狀，到底憑甚麼第一時間接受採檢？

再想想，之前指揮中心大力限縮公費採檢對象時，護航者是怎麼說的？總是嗆別人想採檢就自費採檢，那不曉得這次蔡英文第一時間被採檢，是自費還是公費幫她出的？如果是公費，所以之前公費採檢的標準遇到蔡英文都可以自動轉彎？就算是自費好了，如今檢驗量能吃緊的情況下，一堆有症狀有密切接觸史的人都無法馬上獲得採檢，憑甚麼她可以插隊？

當然或許有些平常口口聲聲民主自由反威權獨裁的人，這時會毫無掩飾的透露心中潛藏的服從威權、封建階級觀念，宣稱總統安危攸關國家發展，本就應該優先。但且不說過去一年防疫上蔡英文全面神隱，根本看不出她對防疫有甚麼貢獻，她出面時，給國家帶來的好像只有讓人民吃萊豬。再進一步想，如今之所以會檢驗量能吃緊，不就是蔡英文用人不當，讓陳時中領導指揮中心，而陳時中過去一年瀆職，

沒有盡早衝高檢驗量能以備不時之需，如今應該為民眾無法及時採檢負連帶責任的她，竟還有臉優先採檢？臉皮之厚，真的令人大開眼界。

2021 年 5 月 29 日
政府無能讓確診者的同住家人等一周無法採檢，還好意思禁止民眾買快篩試劑自救？

近期臺灣新冠肺炎疫情升溫，警方發現網路上有販售「新冠病毒快篩試劑」，中央流行疫情指揮中心 28 日表示，擅自在網路販售新冠病毒檢驗試劑等第三級醫療器材已違反「醫療器材管理法」，目前警方已進行偵辦，販售者會被罰 3 萬以上 100 萬以下罰鍰。

嗯，如果不是你政府無能，經過一年多的準備仍無法擴充臺灣正規的篩檢量能，搞到現在疫情嚴峻民眾想篩檢還等不到 (甚至有確診者的同住家人等一周還等不到)，民眾怎麼會想自己上網買快篩試劑？

況且比較外國的經驗，根據《康健》26 日的報導，英國國民保健署（NHS）公然拍影片教民眾自己在家快篩；美國食品暨藥物管理局（FDA）主任舒倫（Jeff Shuren）也掛保證，那些開放民眾上網買回家自己使用的快篩試劑仍達一定科學標準，民眾可以安心使用。印度也容許民間在線上通路買快篩包自己使用，怎麼別的國家就可以讓民眾自己在家篩，偏就中華民國一定要限制在醫療院所或政府設立的快篩站才能使用快篩試劑？難道政府認為，中華民國的國民都比外國人笨，所以人家一般民眾有能力自己在家篩，我們不行？

要說是法律限制因素，指揮中心成立以來，為了因應疫情對人民與企業祭出了多少原本法律所沒有的限制要求？真有心要加速篩檢，減輕醫療院所醫檢師的負擔，修改相關規定開放人民自己篩，也只是舉手之勞，有何困難？民進黨執政五年來，真想通過的政策法案，不管再多人民反對，哪次沒有辦法通過？

不管有無症狀，沒有人能不經過篩檢就知道自己有沒有病，開放

民眾可以在家先自行快篩，呈陽性者再前往醫院或快篩站接受專業人員再一次的快篩，或直接前往接受更嚴謹的 PCR 篩檢，可以避免民眾像沒頭蒼蠅一樣一窩蜂都只能直接擠到快篩站或醫院去檢查，不僅避免大排長龍，也可解決真正更需要優先被篩檢的人反而無法馬上被採檢的問題，到底有甚麼不好？

這些指揮中心的大官最好親自去快篩站工作一天，看看前線人員有多辛苦，多少護理師大熱天包緊緊水也不能喝搞到中暑，就知道有沒有必要趕快採取措施分攤一線人員的壓力。事情不是大官們自己在做，永遠都可以輕鬆的講風涼話，不思積極改進。

註：為避免誤會，補充說明，我們在一線篩檢的醫檢師和護理師都很專業也很辛苦，篩檢量能不足絕不是他們的錯，而是喊了一年超前佈署卻沒有實踐的大官們的錯，所以本文講到的無能是指大官，絕不是我們認真專業又辛苦的醫檢師和護理師，後者也是受害者，因為政府無能害他們如今被拖累每天這麼辛苦。

2021 年 6 月 9 日

外國老年人口比率更高，新冠肺炎死亡率卻比中華民國低，不值得指揮中心比較檢討？

中華民國因新冠肺炎死亡人數快速增加，死亡率已超過全球平均值 (中華民國為 2.6%，全球 2.2%)，但 6 日中央流行疫情指揮中心專家諮詢小組召集人張上淳卻說，過去臺灣死亡率低，因為確診的多半是年輕人，如今中華民國確診的多半是長者，且多半有慢性病，造成死亡率偏高，「在全球整體來看，一定各種年齡層都有，混在一起，科學上不能這樣簡單比較」

理論上，如果一個國家的確診病例多半是境外移入案例，青壯年比較可能跨國移動，那染疫者確實比較可能是青壯年，反之如果是本

土社區疫情已很嚴重的國家，年長者的染疫機率就會大幅提升。

然而縱使是全球確診人數最多的美國，乃至於日本、南韓、新加坡、芬蘭、瑞典、丹麥、愛沙尼亞等其他早早就累積上萬本土確診病例的國家，新冠肺炎死亡率還是比中華民國低，美國與日本都是 1.8%，南韓 1.4%，瑞典 1.3%，愛沙尼亞與芬蘭都是 1%，丹麥 0.9%，新加坡更只有不到 0.1%……

因為人家國內的長者比率低？根據 2019 年世界銀行的統計，65 歲以上人口比率，日本 28%，芬蘭 22%，瑞典、丹麥與愛沙尼亞都是 20%，美國 16%，中華民國 16%，南韓 15%，可見人家的死亡率低絕不是因為他們國內長者比率偏低。更別說將死亡率成功壓到不到 0.1% 的新加坡，老年人口比率也有 12%，是比中華民國少一些，但跟中華民國的差距，還是遠小於中華民國與日本之間的差距。

所以中華民國的新冠肺炎死亡率當然還是可以跟其他國家比較，而這樣偏高的死亡率背後有三種可能原因，一種可能，在篩檢量過少之下，社區內仍有大量輕症、無症狀的潛伏患者沒被找出，導致確診者當中死亡的比率相對被拉高；另一種可能，臺灣醫療量能不足，導致許多民眾染疫後還來不及住院就不幸往生（現實中不就一再發生這樣的事情了？還有一種，外國長者比率高，但因為各種原因（封城、疫苗普及率高之類），導致他們的長者比較不容易染疫，染疫後也比較不容易出現嚴重的症狀。

不管真相是上述哪一種？都值得深究改進。結果我們的執政黨卻輕描淡寫一句「不能這樣簡單比較」就帶過，並且用修改確診者應住院的標準粉飾病房不夠的現實，然後放任側翼每天持續抹黑抨擊地方防疫不力，有這種不願意面對問題只會卸責的執政防疫團隊，不禁讓人對於臺灣接下來的疫情發展倍感憂心，願意面對問題，才可能解決問題，靠造神、迴避問題，是要如何打敗病毒？

註：筆者發表這篇文章後，臺灣新冠肺炎死亡率持續飆升，甚至一度

衝破 5%，很不光彩也很不幸的在這方面名列「世界前茅」……

2021 年 6 月 10 日

3+11 去年行之有年，不會是今年疫情破口因素？陳時中忘記如今面臨的是傳染力更強的變種病毒株？

國民黨立委賴士葆昨天質詢時問衛福部長陳時中，是否同意機師檢疫天數縮短為 3+11(3 天居家檢疫 +11 天自主健康管理) 是本次臺灣本土疫情爆發的破口之一？陳時中明確表示「不是」，理由是 3+11 是去年原本行之有年的政策，是今年 1 月才改成 7+7(7 天居家檢疫 +7 天自主健康管理)，之後進一步放寬回 3+11，但相較去年無症狀的機師 3 天檢疫後不用採檢就可解隔離，如今要求要採檢陰性才可以解隔離，比去年的措施更嚴。

然而陳時中的回應忽略了兩個關鍵，首先，今年臺灣面臨的是傳染力更強的變種病毒株，去年有效的方式，不代表今年仍必然有效；其次，指揮中心一再以採檢會有偽陰性疑慮為由，不肯藉由入境篩檢縮短對一般入境者的 14 天居家檢疫天數。怪了，那怎麼讓機師 3 天檢疫後採檢，就沒有偽陰性的疑慮？可見縱使用指揮中心自己長期施行的邊境管制政策來看，3+11 本就仍是一種高風險的作法。

況且就算不是因為 3+11 導致本次的疫情破口好了，那萬華等各地社區的新冠病毒病毒從哪來？一堆人整天汙名化萬華的茶室，但那些工作者留在臺灣沒出國，如果不是政府邊境把關不力，病毒怎會從外國傳到他們身上？那不管是長期對無症狀的入境者不篩檢，或者接到民眾檢舉諾富特飯店違規讓檢疫者和一般旅客混居超過 2 個月還不遏止，不都是你陳時中的責任？

所以不管這次的破口是 3+11，或之前因為其他漏洞進入社區的潛伏患者，罪魁禍首都是陳時中把關不力，真不知道他怎麼還好意思講得振振有詞，彷彿自己都沒有責任一樣？

2021 年 6 月 11 日

陳時中自己都說日本送疫苗再晚就沒意思、過了時間也不要了，刑事局好意思送辦網友？

對於日本捐贈臺灣疫苗，衛福部長陳時中的說法：

*2021 年 5 月 28 日：我們當然希望，如果有相關這些如有要進來，我覺得要早啦，再晚就沒有意思了。

*2021 年 5 月 28 日：如果空窗期能夠進來的話，那我們也是歡迎，我們大概就這段時間有一點小縫隙，如果這段時間能進來的我們是歡迎，再過了這時間，我們也不要了。

*2021 年 6 月 10 日：我們一再反映我們在六月非常缺，未來也缺，所以我們希望能夠比較有持續的日本的支持。

然後日本外務大臣茂木敏充 6 月 3 日在日本國會被問到為何明明國內有 3 千萬劑未用於公費接種的 AZ 疫苗，卻只給臺灣 124 萬劑疫苗時表示：據日方認知，在七月後臺灣國內疫苗生產機制將步上軌道，現在臺灣有緊急之需求。結果 6 月 7 日有臺灣網友將這段話翻譯成「臺灣政府沒想要很多，只要六月擋一下就好，七月份開始臺灣就會有自己生產的疫苗」，卻馬上和轉傳的中國國民黨籍新竹縣副縣長陳見賢一起被刑事局以轉傳假訊息的罪名約談送辦。

如果只對比 5 月 28 日陳時中兩次說法，網友將茂木敏充的言論，翻譯成「臺灣政府沒想要很多，只要六月擋一下就好，七月份開始臺灣就會有自己生產的疫苗」這樣的版本有甚麼嚴重不實的問題嗎？刑事局當網友和陳見賢會預知術，可以知道你陳時中 6 月 10 日的說法會和 5 月 28 日完全不同？還是說刑事局這些人員從小學的中文與邏輯概念跟一般人不太一樣，才會覺得網友的翻譯參照 5 月 28 日陳時中的說法有嚴重偏差？

2021 年 6 月 14 日
誰才是這波臺灣本土新冠肺炎疫情的破口？怎樣都離不開陳時中和指揮中心……

衛福部次長石崇良 11 日在立法院詢答時宣稱萬華是這波臺灣本土新冠肺炎疫情的破口。但果真如此嗎？萬華當地沒有國際機場，除非新冠病毒在世界的起源地就是萬華，否則不可能病毒直接空降在萬華後再傳到全臺。那到底該為這次臺灣的本土疫情大爆發負責的是誰？

如果是因為有潛伏的無症狀患者經過 14 天隔離後，仍具有傳染力，卻在中央流行疫情指揮中心對他們只隔離不篩檢的政策直接回歸社區，從而早就把新冠病毒帶入萬華等各地，那麼要負責的顯然不會是任何萬華人，而是一年多以來堅持無症狀患者經過 14 天隔離後就幾乎已無傳染力，打死不肯對所有入境者不分有無症狀一律全面採檢的中央流行疫情指揮中心。

如果是因為有民眾在居家檢疫過程中，提前偷跑出門或邀請朋友來家中，造成病毒傳染，該負責的也不會是沒有權力決定居家檢疫政策的萬華人，而是一年多以來不敢要求所有入境者全面集中檢疫以防有人偷跑出門的指揮中心。

更別說如果真的是 3+11 導致有機師將病毒帶到萬華等地，是萬華人要機師跑來的嗎？該負責的是在全民和多數機師都沒有打疫苗前，就貿然將機師檢疫政策放寬為 3+11，忽視採檢有偽陰性疑慮的指揮中心。

而如果是因為指揮中心接到桃園諾富特飯店違規讓檢疫中的機師和一般民眾混居，卻與桃園市政府慢吞吞地跑公文，跑了兩個半月還不遏止，導致病毒流入萬華等各地，難道是萬華人要求混居造成民眾被感染的嗎？該負責的是早該遏止混居而不遏止的指揮中心和桃園市政府。

　　所以不管是上述哪個原因導致萬華和全臺各地的疫情，破口都絕不會是萬華與萬華人，反而是以指揮官陳時中為首的指揮中心。結果石崇良竟把責任推給萬華人，難道在他眼中，為了確保他的長官衛福部長陳時中不必替本次疫情破口負責下臺乃至賠償受害者，就可以犧牲萬華人的名聲惡意汙名化？疫情期間，政府動輒用散布假訊息為名開罰民眾，結果大官卻可以信口開河誣賴萬華人，只准州官放火、不准百姓點燈，這樣還算哪門子民主國家？

2021 年 6 月 15 日
處處保密不公開，陳時中有臉嗆人事後諸葛？

　　面對各界質疑政府對外洽購疫苗買太少、買太慢，衛福部長陳時中 12 日回嗆：「這些都是事後諸葛比較多」。

　　等等，從頭到尾你衛福部採購疫苗的合約、數量、價格、交貨期程、條件都一直對立委、在野黨、民間乃至社會上絕大多數的學者專家保密，那大家要如何「事前諸葛」的提醒政府疫苗採購政策該如何改進？結果現在他有臉批評大家「事後諸葛」？某些人的臉皮之厚，真的是沒有下限，永遠超乎想像。

2021 年 6 月 17 日
臺灣新冠肺炎確診的 CT 值沒有與國際不同？指揮中心去年和今年的說法完全不一樣自我矛盾⋯⋯

　　最近網路上一些民眾質疑，在臺灣要 CT 值 35 以下的高病毒量新冠肺炎患者才被視為確診者，不像美國、日本把 CT 值 35 到 40 這種病毒量較少的患者也當確診者。對此中央流行疫情指揮中心醫療應變組副組長羅一鈞在 6 月 16 日否認，強調沒有用 CT 值 35 決定是否確診，如今有些確診者 CT 值高達 38、39 甚至 40、41，並沒有將 CT

值 35 以上通通視為非確診者。

　　但果真如此嗎？猶記得去年臺灣連續號稱本土單日新增零確診病例之際，各國卻一再出現臺灣輸出病例，指揮中心發言人莊人祥在去年 6 月 25 日，針對日本留學生從臺灣返日後確診新冠肺炎，他說：日方宣稱留學生 ct 值介於 37 到 38 之間，屬於弱陽性，在臺灣要 ct 值低於 35 才會判定為陽性 (也就是確診者)。去年 8 月 2 日莊人祥進一步承認：目前我國採核酸檢測（PCR）來進行確診的判讀，是要在 CT 值為 35 以下才會被判為陽性，雖然 CT 值設得太低，可能會漏掉一些真正的病人，但是升高的話卻可能會確診一堆偽陽性。他也說，國際上確診標準，從 Ct 值 35 到 40 都有國家採用。

　　所以到底是指揮中心今年的判定標準和去年不一樣了？還是標準沒有變，但莊人祥或羅一鈞其中一個人在公然散布假訊息？指揮中心要不要趕快調查清楚後，看他們當中到底是誰散布假訊息，重罰 3 百萬元？

2021 年 6 月 21 日
是否為防治 Delta 病毒株攻入臺灣社區實施入境普篩？才時隔一天陳時中答案竟大不相同 .....

　　本在印度盛行，傳染力更強且致死率更高的變種新冠病毒株 Delta 擴散到全球，不僅臺灣有境外移入確診病例被驗出 Delta 病毒株，連澳門也從臺灣入境旅客身上驗到，為此 18 日、19 日媒體均詢問衛福部長陳時中，是否要加強入境檢疫措施？陳時中卻表示入境普篩對防治 Delta 病毒株並沒有特別效果，查完還是要隔離，且臺灣對於 14 天內有巴西、印度旅遊史的民眾都會要求入住集中檢疫所且隔離期滿會採檢，所以不打算強化。

　　然而說也奇怪，20 日記者再度追問時，陳時中卻改口，表示在解隔離或解檢疫時前採檢是既定方向，會與地方討論細節，將於這兩天

公布，但對所有入境者一律隔離加採檢。

入境普篩是全世界許多國家早已實施一年的事情，且臺灣早在4、5月就有境外移入確診病例被驗出Delta病毒株，為何臺灣不盡早研究實施，甚至到了6月18、19日陳時中還鐵齒排斥入境全篩，到20日卻又突然改口？既然是「既定方向」，按理來說應該不是20日才決定朝這方向實施的，那為何18、19日還語帶排斥？實在讓人難以理解。

不過話又說回來，民進黨政府防疫時口徑上的初一十五不一樣、朝令夕改也不是頭一次了，去年1月25日，臺灣還只有3位新冠肺炎確診病例時，衛福部呼籲民眾因應嚴重流感威脅，出入公共場合要戴口罩，到了2月，臺灣新冠肺炎病例持續增加，且出現本土病例，更有人死亡，流感死亡人數也持續增加，結果衛福部卻改口告訴民眾「健康的人不用一律戴口罩」，搭公車、搭捷運也不用戴，疫情越嚴重反而越不鼓勵民眾戴口罩的行為都可以做得出來，相形之下這次對實施入境普篩的瞬間轉變，好像也不用太感到意外了。

2021年6月27日
不盡早入境普篩讓Delta流入社區，陳時中再度反應慢半拍。

一對從祕魯返臺的祖孫將傳染力更強的Delta變種新冠病毒株傳入屏東社區內，只能說到底是多蠢的指揮官，才會覺得因為Delta變種新冠病毒株之前主要在印度盛行，所以只要對來自印度的人集中檢疫並全面採檢，就足以防堵？為什麼要等到出事了才亡羊補牢全面入境普篩？

今年1月衛福部主管的桃園醫院因為沒落實分艙分流而群聚感染，事後身為衛福部部長的陳時中繼續在任沒有下台負責，結果親自召開會議決定對機師施行「3+11」，並且在民眾檢舉諾富特飯店違規讓檢疫者與一般旅客混居後，慢吞吞地讓公文跑兩個半月還不予遏

止，結果搞到 5 月全臺疫情大爆發。

　　儘管陳時中口口聲聲說「3+11」由他負責，但他所謂的負責卻是由衛福部次長石崇良把疫情破口罪狀推給萬華人，自己得以繼續當官不用下台負責。結果又是因為他的反應遲鈍，搞到 Delta 變種病毒株進入臺灣社區後，才要開始實施入境普篩和入境全面集中檢疫或住防疫旅館防堵 Delta 變種病毒株。再給陳時中這種人領導防疫，臺灣還要再因為他的反應遲鈍與應作為不作為出現多少破口？

2021 年 6 月 30 日
全面入境兩篩意義不大？那指揮中心幹嘛對 7 國旅客入境兩篩……

　　27 日起入境臺灣的所有人士皆須於居家檢疫期滿前進行 PCR 檢測，但其中從印度、巴西等 7 國入境者在入境時就先要進行一次 PCR 檢測，對此新北市市長侯友宜、桃園市市長鄭文燦均建議應對所有入境者進行兩次 PCR 檢測，但中央流行疫情指揮中心副指揮官陳宗彥 29 日回稱，所有入境臺灣旅客都需檢附 3 日內 PCR 檢測陰性證明報告，且考量潛伏期，剛做完 PCR，入境又再篩，「意義並不大」，所以才會採 14 天解除居檢期滿前再採檢的方式。

　　但如果陳宗彥 29 日的說法是成立的，為何指揮中心偏偏就要對印度等 7 個所謂「重點高風險國家」的入境者實施兩次 PCR 檢測呢？背後原因不難理解，因為旅客在外國做出的 PCR 陰性檢測可能是偽陰性，且如果在臺灣只篩檢一次，也可能剛好那唯一的一次篩檢結果也是偽陰性，因此為避免新冠病毒流入社區，才會有這樣的措施。

　　可既然對那 7 國入境的旅客可以入境兩篩，有甚麼理由對其他國家入境者不行？因為那 7 國相對風險較高？這次指揮中心願意實施入境普篩是因應 Delta 變異株於全球日益擴散且其傳播力高，但人是會流動的，目前已有超過 85 個國家出現 Delta 變異株，指揮中心到底憑

甚麼相信 14 天內沒有印度等 7 國旅遊史的民眾，身上就一定不會帶有 Delta 變異株？

過去一年，因為指揮中心堅持原則上只篩檢他們眼中風險較高的有症狀入境者，導致新冠病毒流入臺灣社區，如今雖然實施入境普篩了，卻還是做半套，明知只篩一次仍有風險，卻仍只願意對 7 國入境者篩兩次，希望他們能盡速改正，不要又因為掉以輕心搞到 Delta 變異株從其他國家流入臺灣，在全臺大流行。

2021 年 7 月 2 日
6 月 22 日之前居家隔離期滿者不用採檢的科學證據是「時間」？陳時中又多一句經典幹話……

6 月 30 日中央流行疫情指揮中心記者會上，有記者指出，最近指揮中心才要求居家隔離期滿者一律需做採檢，但昨天新北確診病例中，有 8 個人在居家隔離期滿前就確診了，指揮中心是否要考慮追回最近隔離期已屆滿但不用採檢的人予以採檢，以免有漏網之魚？若不採檢，有無這批人不用採檢的科學證據？

指揮官陳時中聽完後先說了「科學」兩個字，接著頓了一下好像在思考，然後說：「證據，科學證據就是時間」，接著轉頭問旁邊的其他官員指揮中心是哪時候宣布要對解隔離者全面採檢的？(6 月 22 日)，接著表示：「我們會密切監測他們的健康狀況，因為他們還是要自主健康管理，我們會監測他們有無特殊情況。」

不曉得陳時中提到「科學證據就是時間」裡頭，所謂的「時間」是指甚麼？居家隔離 14 天加上自主健康管理期 7 天屆滿後民眾都沒有回報出現症狀，就證明了他們不需要接受採檢？如果這樣想，顯然指揮中心還是信奉過往那套無症狀患者經過 14 天隔離後就已幾乎沒有傳染力的說法，但果真如此，那指揮中心幹嘛宣布 6 月 22 日起所有居家隔離者都需要在解隔離前採檢？不就是知道過去那套理論，碰

到傳染力更強的 Delta 變異株鐵定完全不適用了？

如果陳時中說的「時間」不是上述意思，那又是甚麼意思？總不會是說，在 6 月 22 日政府宣布解隔離時一律採檢之前解隔離的民眾，都沒有可能有人是潛伏患者，所以可用這個時間點當成是否需要解隔離的標準？難道新冠病毒在臺灣有乖到這麼聽民進黨政府的話，在 6 月 22 日之後才會加強傳染力道？

由於新冠肺炎的潛伏期與無症狀感染、無症狀傳播等特性，沒有任何一個國家敢光從「時間」就論定誰絕對不會是潛在患者不需要採檢，只有我們獨一無二的指揮官陳時中可以用「時間」當成某些人不用採檢的科學證據，繼臺灣採檢比較貴是因為比較精準（但是同時間又告訴國人臺灣的採檢將會出現眾多偽陽性所以不能入境普篩），乃至於喊話靠氣質可以打敗病毒之後，陳時中這次再度喊出獨一無二的防疫經典幹話，為什麼我看到的人明明是防疫指揮官，卻反而有一種看到演員，而且是丑角型演員的感覺……

2021 年 7 月 5 日
臺灣感染率遠低於美國所以人民不該罵政府？王浩宇怎不敢檢討民進黨政府明明早就有能力做更多防堵疫情卻不早做……

民進黨籍前桃園市議員王浩宇昨天在臉書發文質疑，美國 Delta 變異株爆發，7 月 2 日確診人數暴增超過 2 萬人，感染率百萬分之 62，而臺灣控制在百萬分之 2.42，卻還要一直被罵。

王先生好像忘了，如果民進黨政府不要拖到今年 6 月 22 日才全面實施解隔離前一律採檢的政策，不要拖到今年 6 月 27 日才全面實施入境者一律入住防疫旅館或集中檢疫所的政策，不要拖到今年 5、6 月才開始大規模擴充 PCR 篩檢量能並開放民眾居家快篩，不要在機師沒打疫苗前就貿然實施 3+11，不要在民眾檢舉諾富特飯店違規混居兩

個半月後還在跑公文還不過止，新冠病毒怎會大規模流入臺灣社區？

如果政府比照國際作法，盡了一切努力還是沒有防堵住疫情，那錯不在政府，但一年以來世界上許多國家早就示範了，面對原始的新冠病毒尚且需要入境普篩、開放民眾居家快篩、全面集中檢疫，何況是去年底各種傳染力更強的變種新冠病毒株就已陸續出現傳播到各國，你民進黨政府還不知道盡早防患未然，搞到臺灣好不容易守了一年結果確診人數激增，不怪你怪誰？

說也奇怪，王浩宇先生當過 7 年議員，議員的職責本就是監督政府，結果面對政府長期應作為不作為，他卻覺得人民不應檢討政府，大概是議員任內恰好市長都是同黨籍的鄭文燦，護航慣了，忘記了在民主國家，不管是民代或一般人民，監督政府要求政府能做更好就應做更好，本就是天經地義的事情！

2021 年 7 月 8 日

萬華未能洗清汙名是市府沒做疫調害的？不管查出來源頭是入境不普篩、不集中檢疫或 3+11，哪個不是你林昶佐護航的民進黨造成的？

立委林昶佐 5 日在民視《臺灣最前線》節目上指控，他相信有一套劇本要讓外界覺得萬華飽受疫情之苦都是民進黨害的，而不是臺北市政府的問題，並表示有些人對綠的用放大鏡檢視，背後就是這個因素。他還主張要洗清萬華的污名，應該是市府要做疫調，去追萬華第一例的前面是誰，哪邊有破口？而非扯到「3+11」。

不曉得林委員是否完全不曉得在臺灣防疫政策的決定流程，有權在過去一年多堅持不實施入境普篩 (到今年 6 月底才實施…)、不強制入境民眾集中檢疫或住防疫旅館的、有權決定實施「3+11」的，都是民進黨中央政府而非地方政府，而這些決策都是潛伏新冠肺炎患者有機會流入社區傳染給他人的可能因素。

中央自己要制定這麼鬆散的防疫規則（還不允許地方強化，去年彰化縣府對無症狀入境者採檢馬上被政風調查），林昶佐還好意思怪市府沒做好疫調查清楚破口在哪？就算市府認真查到了是有人居家檢疫期間偷跑出門，然後呢？不就是你中央不強制集中檢疫造成的？你中央不強制，地方能怎麼辦？自作主張強化到時又像彰化一樣被政風調查。說到底不管怎麼查源頭，顯然都還是中央政策漏洞百出問題。

看得出來林昶佐很感謝民進黨兩次立委選舉時禮讓他的「知遇之恩」，積極扮演側翼角色，比許多民進黨立委還積極幫民進黨甩鍋造成疫情破口的責任給柯文哲，但要報恩還是得認真點，不該講話時不要亂講，否則被邏輯不通的謊言被揭穿後，反而會讓民進黨更難看喔！

2021 年 7 月 10 日
避免浪費公帑所以不普篩？那錢花到哪了？

說也奇怪，過去一年多指揮中心用避免浪費公帑當成不入境普篩的理由之一，最近才改變，但不僅不花錢普篩，紓困方面也堅持不普發現金，然後醫療量能擴充也相對牛步，病床不足，搞到無症狀確診者只能住防疫旅館，有症狀的相較過去也提早被從醫院放出來；更別說疫苗方面至今 69% 到貨的疫苗都是靠外國捐的。那到底過去一年多以來，政府把立法院編列了 4200 億元防治紓困振興特別預算花到哪去了？真有把錢花在刀口上？

2021 年 7 月 17 日

公布國產疫苗審查資料會引發民眾誤會？那為啥美國就可以公開直播新冠疫苗 EUA 審查？難道你李秉穎認為臺灣人比美國人笨？

民進黨政府對於國產疫苗的審查處處保密，對此中央流行疫情指揮中心專家諮詢小組委員李秉穎醫師認為：因為這些很專業性的東西，隨便公布會引起誤解，就好像電影有輔導級，有些小孩子必須要爸爸媽媽在場，就是因為你如果是非專業的人、不懂的人去檢視這些數據會引起誤導，然後引起誤會，這是不應該發生的事情。

說來奇怪，不管從識字率或大學及以上教育程度之人口比率來看，中華民國都與美國差不多，為什麼美國在審查新冠疫苗的緊急使用授權 (EUA) 時就可以對外直播，偏就中華民國不行？難道李秉穎認為中華民國的人民普遍比美國人笨容易被誤導？還是他覺得，相較美國，我們的野雞大學比率特別多，乃至於很多人學歷是買來的，所以就算大學畢業了，學養也不高？痾，現在執政的好像是民進黨，如果他這樣認為，豈不是指控民進黨政府興辦把關教育不力？越講好像只會讓政府越丟臉……

2021 年 7 月 18 日

基隆連 5 天 +0，同期當地卻篩出 17 名陽性確診者，怎麼一回事？

最近指揮中心每天公布的新冠肺炎新增確診病例人數較 5、6 月時明顯減少，陳時中也鬆口 7 月 26 日降為二級警戒的可能會很高，但在此同時，卻似乎出現了基隆市衛福部官網公布的每日新增確診人數，與指揮中心公布的數據完全對不上的怪象。

根據疾管署官網上指揮中心每天發布的新聞稿，從 7 月 13 日到

17 日基隆市已連續五天沒有新增本土確診病例，不僅如此，從 7 月 1 日到 12 日，基隆累計也只新增 6 名本土病例。而對照基隆市衛生局官網上的「嚴重特殊傳染性肺炎 (COVID-19) 疫情現況」每日疫情報告，基本也與指揮中心的新聞稿符合。

然而如果到基隆市衛生局官網上的「公告訊息」中的「最新消息」裡面查詢「基隆市新冠肺炎快篩統計表」，卻有著完全不一樣的結果，表中列出了基隆自 6 月起每天的抗原快篩與 PCR 核酸檢測篩檢量、陽性確診人數與陽性率，而在 PCR 核酸檢測部分，基隆從 7 月 13 到 15 日共有 17 名陽性確診者，與同期指揮中心公布的基隆連 5 天 +0 明顯兜不攏。不僅如此，基隆市衛生局這個表格中還顯示，從 7 月 1 到 12 日基隆共有 114 名陽性確診者，也與同期指揮中心公布基隆才新增 6 名本土病例明顯不一致。

或許有些人會替政府想到四個可能的原因：偽陽性、境外移入病例、外縣市案例或時間差，但四者都說不通。因為基隆市衛生局這個表格同時列出了抗原快篩與 PCR 核酸檢測篩檢量、陽性人數，抗原快篩測不準出現偽陽性的機率如果稍高可理解，但不可能連 PCR 核酸檢測都在 15 天內出現多達 125 個偽陽性卻只發現 6 個真陽性吧？如果基隆連用 PCR 檢測準確度都這麼低，豈不是狠狠打臉了當初用臺灣的篩檢比較準護航臺灣 PCR 收費遠高於各國的陳時中？

而如果說基隆市衛生局這個表格中的 PCR 核酸檢測陽性確診人數高是因為包括了境外移入病例，也說不通，因為在暫緩未持有中華民國居留證的非本國籍人士入境政策影響下，臺灣近兩個月每天新增的境外移入病例幾乎都呈個位數，基隆又不是機場國門所在地，怎麼可能這麼剛好，每天少少的境外移入確診病例都是在基隆驗出的？況且根據基隆市衛生局官網上的「嚴重特殊傳染性肺炎 (COVID-19) 疫情現況」每日疫情報告，截至 7 月 16 日，基隆市今年至今累計也才只有 4 例境外確診病例，所以這個解釋絕對說不通。

要說基隆社區篩出的這些案例，可能戶籍或實際居住地不在基

隆,所以之後被指揮中心歸類到其他縣市,這也說不通。因為人住基隆但到臺北新北上班、求學的民眾不少,反之住在臺北、新北但去基隆上班求學的相對就少多了,那怎麼可能這麼剛好,在基隆篩出來的這些案例,多半都是剛好來基隆旅遊、出差的人,而不是基隆本地人?

此外儘管指揮中心發言人莊人祥曾於 5 月 14 日表示,指揮中心每天下午 2 點在記者會及新聞稿中公布的新增確診病例,是彙整前一天晚上 6 點前收到的確診個案,因此有時間差,但從基隆的案例來看,數字落差之大,已無法用時間差解釋,畢竟 7 月 1 日到 12 日基隆 PCR 篩檢出來的陽性確診個案可是多達 114 例,縱然篩檢出來確診後到指揮中心公布有時間差,總不至於到 17 日才能公布區區 6 例吧?指揮中心應好好對外澄清,否則人民將對政府公布的數字或者臺灣 PCR 篩檢的準確度產生嚴重懷疑。

新冠肺炎 # 基隆 # 指揮中心
https://www.klchb.klcg.gov.tw/tw/klchb/1361-108914.html
基隆市衛生局官網上的基隆逐日篩檢量與確診人數表
https://www.klchb.klcg.gov.tw/tw/klchb/1480.html
基隆市衛生局官網上的每日疫情報告
https://www.cdc.gov.tw/Bulletin/List/MmgtpeidAR5Ooai4-fgHzQ
疾管署官網上的指揮中心新聞稿

2021 年 7 月 19 日
高端 EUA 審查錄影會妨害表意權?都基於專業表達會怕接受檢視?

高端疫苗完成 EUA(緊急使用授權)審查,但審查會議並未全程錄影,食藥署長吳秀梅表示:為了讓大家在會中可充分表達意見,並未全程錄影,陳時中則說,錄影會妨害表意權,有時表達權利被剝奪,

可能產生不正確的結果。

　　怪了，如果專家們在會議中，都是基於高端疫苗的客觀數據表達贊成或反對，為什麼會因為被錄影，就無法暢所欲言？除非會議中，有專家是基於醫學以外的非專業理由，表達支持給予高端 EUA，否則到底有甚麼好怕接受外界檢視的？

2021 年 7 月 25 日
餐廳能否內用地方可自己決定，是否禁萊豬就不能地方自己決定？

　　指揮中心宣布 27 日起降為二級警戒，但雙北市依然將禁止餐廳內用。其實早在 8 日指揮中心就宣布微解封，同意餐廳可內用，但當時只有澎湖開放餐廳內用，當時陳時中的回應是尊重地方謹慎判斷。怪了，既然防疫上地方可以基於保障人民安全，用比中央更嚴格的方式限制業者自由，那為什麼在開放萊豬的議題上，地方就不能基於保障人民健康，用比中央更嚴格的方式限制業者自由禁止萊豬進入境內？

　　兩者最大的差別，大概在於防疫上授權給地方，不管開放後出事了或者不開放被業者罵，都可以卸責給地方；但萊豬議題上，授權給地方，搞到各縣市都不進萊豬，人民感激的是地方政府，對民進黨中央政府沒半點好處。所以別看民進黨政府有時各種作為看似自相矛盾，其實都有精算過，他們甚麼都願意吃，就是不會吃虧。

2021 年 7 月 26 日

南京 65 人染疫官員馬上被暫停職務，臺灣暴增 1.4 萬餘人染疫 陳時中卻不動如山……

7 月 20 日，南京市機場爆發新冠肺炎群聚感染，累計已造成 37 名本土確診病例和 28 名無症狀感染者，結果江蘇省委馬上決定暫停東部機場集團有限公司黨委書記、董事長馮軍的職務；5 月 11 日起，臺灣累計新增 14336 人確診新冠肺炎，結果號稱要為「3+11」等疑似造成疫情大爆發政策負責的陳時中卻不動如山。

在政治學教科書和正常的民主國家裡面，民主政治有四大指標：責任政治、法治政治、政黨政治、民意政治，結果民進黨統治之下，防疫出問題官員說要負責卻不動如山，連共產政權都不如；依法行政院應召開的食安會報、治安會報，卻早在疫情爆發前就違法不召開；利用黨產會凍結最大在野黨國民黨的資金，讓國民黨沒錢沒人跟民進黨拚選戰；多數民眾反對開放萊豬進口，政府卻堅持開放。除了表面上選舉當天還有投票之外，民進黨治國到底還有哪一點符合民主國家的精神？

2021 年 7 月 29 日

直播國產疫苗審查可能會有背後交易？陳時中你在暗示你們聘的專家當中有人是可以被收買的？

昨天突然回想到，日前陳時中在拒絕直播國產疫苗的緊急使用授權 (EUA) 審查時，給出的理由包括「如果全程公開，其實，誰又能夠保證沒有背後的交易在」？這其實是對審查專家的嚴重侮辱，因為他等於在暗示，審查專家中，有人是可能被收買而作出違背專業決定的。搞了半天，最侮辱審查專家的，不是任何質疑高端的民眾或在野黨人士，反而是陳時中自己。

然而如果陳時中暗示的狀況確實存在，那就要請問衛福部部長陳時中了，為什麼他要讓衛福部食藥署聘請這種可能被收買的人來審查這麼重要攸關人命的事情呢？可如果陳時中暗示的這種狀況根本不可能發生，那陳時中用這理由拒絕直播，不就等於公然向外界說謊？所以真相到底是陳時中聘的專家可能有人有問題，還是他在說謊呢？

人必自重而後人重之，為什麼高端被納入公費疫苗施打後，非高端不打的民眾也才占完成登記者的 1%？不就是被陳時中的黑箱作業方式搞臭的？你陳時中自己都用這種荒謬、不尊重自己聘請專家的人格與專業的方式拒絕公開直播審查了，那民眾又怎會對高端有信心？

2021 年 7 月 30 日
本土疫情持續陳時中有空請假看奧運轉播，本土零確診時卻忙到「3+11」不能有會議記錄？

7 月 27 日，臺灣本土每天持續有超過 10 人確診新冠肺炎之際，陳時中表示，請假也要看奧運轉播；而 4 月臺灣每天都沒有新增本土確診病例之際，陳時中卻說因為案件多，因此作成「3+11」決策的會議沒有會議記錄，請大家見諒。

怪了，有本土病例時你陳時中可以有空去看奧運轉播，沒有本土病例只有零星境外移入病例時，卻忙到開完會都無法做成會議記錄？到底是因為陳時中處理境外移入病例要花的時間居然比應付本土病例還多 (問題是本土病例還要調查他的足跡、匡列接觸者並加以隔離，怎麼想需要花的時間都不可能比境外移入病例少啊 .....)，還是他當初用忙碌當成沒有會議記錄的理由是在撒謊呢？

註：從 2021 年 1 月 31 日到 4 月 26 日臺灣都沒有新增本土確診病例，而「3+11」是在 2021 年 4 月 13 日由陳時中主持會議拍板，14 日公告，15 日實施。

2021 年 8 月 5 日

自己要連續兩天被問疫苗送驗相關問題給不出答案，陳時中還有臉反批記者態度不好？

食藥署 2 日宣布已完成 4 批共 26 萬劑高端疫苗的檢驗封緘，但因為批號不連續，遭質疑是否有不良率高遭退貨問題？媒體連續追問兩天未能獲得答案，4 日指揮中心記者會上記者再度追問，並質疑問了兩天指揮中心都無法回答相關數據，難道是因為無法掌握疫苗的批次跟數量嗎？

沒想到陳時中竟馬上變臉回嗆：「這樣的問法不好！我昨天就跟你講『我忘了問』，所以你第 1 天問我不知道，第 2 天我跟你講『我忘了問』，用這樣態度我想不是一個健康的態度。」接著他說：幾批跟大眾利益關係不大，目前有 4 批已在封緘中，另有 10 批在檢驗中，有 8 批要求重新補相關的資料中。

但隨後記者追問到底那 8 批疫苗是因為甚麼原因需要補件時？陳時中卻不肯給出明確答案，只說：「各種可能都有，我自己也不清楚，小問題非常多，食藥署認為跟原來報告有差異，就要先把狀況弄清楚。」

沒看過民進黨執政，不曉得全世界哪個民主國家可以有這麼囂張的官員，疫苗是打在人體的，送驗的疫苗有多少批被退貨，涉及高端的品質，這樣的問題怎麼會跟大眾利益關係不大？如果今天全臺只有陳時中蔡英文等大官要打高端，一般人都有其他疫苗可打，那確實不重要，但現況明明是反過來，陳時中丁怡銘等大官自己先打了國際認證的疫苗，好意思對記者說這些資訊跟大眾利益關係不大？

然後更不要臉的是，本來正常民主國家官員連續兩天被記者問到重要問題，第三次又被問到時要嘛趕快給出答案，要嘛先表達歉意，結果陳時中做的，竟然是先檢討記者的態度和提問，還將自己「忘記」講得這麼理直氣壯，你自己要「忘記」問，要連這種攸關人民福祉的

事情一開始都可以「不知道」，好意思檢討記者的態度？如果這種問題是他眼中不重要的不需要問，那以前記者問他英文好怎麼練的、頭髮剪了沒、打完疫苗後的反應時，他怎麼不也斥責記者問的與大眾利益無關？可見他在意的根本不是提問有無涉及大眾利益，而是問題內容是否是他所喜歡的。

本來在正常的民主國家，媒體是監督政府的第四權，但在民進黨統治之下，五權五院囊括在手作威作福慣了，大概也很不習慣接受檢驗，才會流露出如此傲慢的反應吧，但如果不想接受監督，可以趕快履行他要為「3+11」負責的承諾辭官回家去，沒人逼他繼續當官，又不想接受監督又要繼續當官，難道是告訴外界，民進黨是一個嚴重缺乏人才的黨，除了他之外竟找不出第二個人能出任衛福部部長一職？

2021 年 8 月 7 日
18 歲以下入境者取消快篩，恐成為防疫破口。

中央流行疫情指揮中心於 110 年 7 月 2 日 12 時起實施「所有國際港埠入境民眾，於檢疫第 10 至 12 天以 COVID19 抗原家用快篩試劑自行進行一次快篩」措施，然而之後卻陸續有各縣市單位接到公文，指出自 7 月 14 日起停止對 18 歲以下入境者適用這項政策，理由是試劑說明書「僅評估 18 歲以上成人自行採檢結果，建議應由 18 歲以上成人使用」。

然而回顧一開始，指揮中心之所以要制定所有入境者都必須接受 2 次 PCR 採檢加 1 次快篩，不就是因為擔心新冠肺炎的潛伏期特性和採檢有偽陰性可能，才會在 2 次 PCR 之外，又加上 1 次快篩，盡量將所有可能的患者發掘出來嗎？（當然，理論上 3 次 PCR 會比 2 次 PCR 採檢加 1 次快篩更有效，但因為 PCR 成本較高，因此制定這樣的折衷辦法）如今政策說改就改，難道就不怕這些 18 歲以下的入境者因為少一次採檢，有潛伏的患者因此成為漏網之魚進入社區感染其他民眾

嗎？

　　事實上，從今年 5 月 16 日起，入境上海的民眾就必須接受 14 天隔離及 7 天社區健康監測，期間還要接受至少 6 次 PCR 核酸檢測，臺灣就算作不到 6 次，增為 3 次也作不到嗎？如果認為 18 歲以下民眾難以自行快篩，為何不能改成對他們實施 3 次 PCR？臺灣才疑似因為陳時中領導之下的指揮中心過去打死不肯實施解隔離前全面採檢的政策，搞到新冠病毒進入社區，如今可千萬別再因為減少對 18 歲以下入境者的採檢，讓更多國際上威脅性更強的變種病毒株有機會進入社區，多數市井小民跟陳時中這種不管疫情多嚴峻薪水都不會少領半毛的大官不一樣，禁不起這種風險和打擊。

原圖為臺北市萬芳國小官網上公布收到的政府公文。（請見第 163 頁，圖 56。）

2021 年 8 月 13 日

政府圖利臺灣廠商天經地義？用人民的性命風險圖利高端疫苗能跟保護普通本土產業相提並論嗎？

　　儘管有不少人質疑民進黨政府圖利高端，但中央流行疫情指揮中心專家諮詢小組李秉穎卻表示，「圖利廠商本來就是天經地義的事情」，很多重大企業都享有減免稅賦，這與圖利廠商的意思一樣，「我們當然要圖利臺灣自己的廠商」，進口貨物有進口稅的舉動，也是圖利臺灣廠商的一種，扶植國內企業、廠商，「這是所有政府都該做的事」。最後李秉穎說：疫苗問世後，經濟繁榮獲利的都是國人，不該空泛、浮濫使用「圖利廠商」一詞。

　　李秉穎先生不曉得是否忘記了，疫苗跟一般的商品或產業不同，政府為了保護發展本國汽車產業，對進口車課高關稅，並不會危及民眾的生命，因為汽車不是必須品；但在新冠肺炎已進入臺灣社區的現

實下，任何人只要打不到可靠有效的疫苗都可能不幸染疫喪生，政府應該用人民的性命風險，圖利高端疫苗嗎？

臺灣有 2350 萬人口，扣掉不宜接種疫苗的人之外，要接種的，每一個人至少需要接種兩劑疫苗，但民進黨政府一開始卻只訂購 2 千萬劑國際疫苗，另外訂了 1 千萬本土的高端和聯亞疫苗，擺明了就是要讓人民打本土疫苗，也不管下訂時本土疫苗根本尚未通過緊急使用授權 (EUA) 審查，至今也尚未完成二期試驗的全面解盲。如果一開始就訂了 4、5 千萬劑的國際疫苗，但到貨量低，那不能怪政府，一開始就故意只訂 2 千萬劑，故意讓人民必須打高端，這不叫圖利高端，怎樣才算？而且還是用人民的性命風險圖利，泯滅人性，喪盡天良！李秉穎作為高知識份子，竟然拿保護普通產業相提並論，良心何在？

2021 年 8 月 16 日
雙北疫苗不足出現施打空窗期的解套是少開一點接種站？陳時中你自己都打過兩劑疫苗了，當然可以講這種風涼話……

15 日指揮中心記者會上，記者指出，17 日第五輪疫苗打完，23 日第六輪才開打，存有空窗期，臺北市與新北市也表示 13 日之後就沒有疫苗可打了，指揮中心對於沒有疫苗可打的空窗期有甚麼應對方法？陳時中回稱：這本來就是照著計劃，新北這樣講表示他們施打效率很高，一天可以打 5 萬劑，如果發 10 萬劑，兩天可以打完，「當然他可以少開一些站」「不過地方政府對於他整個開站在施打的速度裡面，還是讓地方政府做最適當安排」。

原來雙北疫苗不足出現施打空窗期的解套是少開一點接種站啊，那我想雙北的民眾一定也很想問陳時中，在這段空窗期是否大家也可以先放有薪假在家，不必冒著染疫危險出門上班？否則你陳時中自己都打過兩劑疫苗了，當然可以不著急叫地方少開一點接種站，可民間

公司會因為這樣就讓員工在家上班不用出門嗎？就算有些行業願意這樣做，還有很多行業技術上一定要員工到現場上班的，不叫員工出門上班，是要由你陳時中幫忙代墊員工的薪水嗎？

不到民進黨執政的中華民國，不知道一個號稱是民主國家的地方，竟然可以出一個比口出「何不食肉糜」的晉惠帝更不管人民死活更會講風涼話的官員！臺灣出現疫情不是民間企業或人民的錯，是你陳時中領導的指揮中心把關邊境不嚴導致的；臺灣疫苗不足也不是民間企業或人民的錯，是你陳時中領導的指揮中心不肯早點訂購更多的國際疫苗，也不早點放行民間去買 BNT 疫苗造成的。結果現在搞到空窗期出現，還有臉叫地方少開一點接種站來因應？為自己造成的錯誤道歉有這麼難嗎？

2021 年 8 月 22 日
12 例境外移入 delta 當中 5 例無症狀，指揮中心當初還對無症狀者只隔離不採檢，難怪臺灣本土疫情出現破口……

8 月 20 日指揮中心公布過去一周新冠肺炎境外移入確診病例的基因定序，顯示：發現有 12 例是傳染力較強的 delta 變異株，尤其值得注意的是，雖然這 12 人身上病毒量都不少 (CT 值最高的也就 27)，但當中卻有 5 人無症狀，還有兩人是採檢後才發病的。

這些案例凸顯了，從去年 1 月臺灣出現新冠肺炎境外移入病例到今年 6 月 21 日之間，指揮中心實施的有症狀才採檢的政策有多荒謬多危險？若繼續施行當時的政策，指揮中心至少會縱放 5 起 delta 境外移入病例進入社區傳播。就算指揮中心當初對原始新冠病毒株的假設是成立的，只要隔離 14 天後無症狀的患者就已幾乎沒有傳染力，但對 delta 顯然不適用，隔離了老半天 CT 值還有二十幾，會沒有傳染力？

雖然指揮中心在 6 月 22 日實施入境普篩了，但在此之前 delta 變

異株早已在全球大流行，甚至 5 月初臺灣就已驗到境外移入的 delta 確診病例，那沒驗到的呢？當時指揮中心竟然蠢到只對來自印度等少數國家的入境者全面採檢，彷彿停留在 delta 變異株原本在印度流行的時間點，難道都沒看新聞不知道 delta 早已擴散到其他國家？

所以由此看來，不管是 alpha 變異株也好或 delta 變異株，在指揮中心過去這種對無症狀者不採檢只隔離的政策下，有太多機會從外國流入臺灣社區，臺灣本土疫情的爆發一點都不意外，「3+11」當然是本土疫情破口之一，但絕不會是唯一破口，而這些可能的破口也通通都跟陳時中與指揮中心有關，結果這些大官不僅不請辭負責就算了，卻還有臉優先打第二劑國際認證的疫苗，把高端留給染疫風險更高的一般民眾。沒到民進黨統治的臺灣，不知道當官是這麼幸福的事情，闖禍了不僅不用負責，還可以繼續享有一切特權。

2021 年 8 月 27 日
小市民誤傳假訊息罰 3 百萬，指揮中心散布假訊息道歉就可了事？

疫情期間，小市民誤傳假訊息，最高重罰 3 百萬；指揮中心用聽說、目測來的資訊誤稱打高端疫苗後死亡的民眾有 130 公斤，結果一句希望家屬見諒就了事。在臺灣當官真幸福，薪水比人民多、資訊取得管道也更多，結果需要負的責任，卻比小市民少。

2021 年 8 月 28 日
已進行三期試驗的 BNT 風險太高所以放棄？連二期試驗都尚未全面解盲的高端卻可以訂購？

2020 年 11 月東洋代理已在進行三期試驗的 BNT 疫苗，卻被陳時中以不知 BNT 疫苗是否能研發成功、風險太高為由，放棄訂單；2021

年 5 月,陳時中卻讓衛福部一口氣簽約訂購加總 1 千萬劑連二期試驗都尚未全面解盲的臺灣高端與聯亞疫苗。陳時中對於「風險」的定義還真是與眾不同,還是說他真正在乎的「風險」,跟我們市井小民在乎的「風險」,根本是不同的東西?

2021 年 9 月 8 日

店家應向違規亂跑的確診機師求償?那染疫死亡的 827 位本土病例的家屬是否也該向陳時中求償?

日前確診新冠肺炎的兩名機師在加強自主健康管理期間違規出去聚餐,導致店家生意至今受影響,對此自由時報有篇讀者投書,主張店家應向這些確診機師求償?

我比較好奇,如果依照這個邏輯,那好好地待在臺灣,從沒出境也莫名其妙確診新冠肺炎死亡的 827 位本土病例的家屬是否更應該向陳時中求償?畢竟如果不是陳時中堅持在頭一年實施對沒有回報症狀的入境者只隔離不篩檢的政策、如果不是陳時中接到諾富特違規混居的檢舉後拖了 2 個半月還不遏止、如果不是陳時中貿然實施「3+11」,新冠病毒要怎麼進入臺灣社區?

然後因為臺灣本土疫情大爆發而停業、生意受創、收入銳減的店家和民眾,好像也非常有理由向陳時中求償一下。需要擔心他賠到破產賠一輩子都賠不完嗎?不用擔心,回想去年,民進黨政府找柚子醫師陳木榮等人拍電視廣告,告訴民眾健康的人不用一律戴口罩、連搭大眾運輸工具也不用戴,結果不到一個月臺灣本土就有人確診新冠肺炎並死亡……

所以陳時中絕不孤單,追究下去該賠償的人絕不是只有他一個,任何在本土好好地遵守政府規定卻莫名染疫喪生者的家屬,以及因為疫情爆發而被停業或收入銳減的店家和民眾,都分別應該獲得賠償和紓困,但這些錢不該由全民繳交的納稅錢支付,該出錢的是陳時中、

陳木榮這些製造防疫破口釀成大禍的兇手！

2021 年 9 月 9 日
罵馬英九賣臺沒事，罵陳時中賣臺被判刑，說好的民進黨執政才能確保言論自由呢？

國民黨執政，馬英九被罵了無數次賣臺，都沒有提告對方；民進黨執政，陳時中被網民罵賣臺後親自提告，昨天法官竟也判網友拘役三天。結果民進黨的支持者與側翼一直告訴我們，讓國民黨統治會賣臺，人民會失去言論自由，給民進黨統治才能確保自由民主和言論自由。

我想那些民進黨的支持者與側翼可能少說了幾個字，給民進黨統治，確保的只有「罵在野黨和罵人民」的言論自由，至於罵官員的言論自由，人民可以繼續罵國民黨前朝官員，可以罵大陸官員，但就是不能罵執政的民進黨官員，否則不是「有政府會做事」，而是「有政府會告人」，這個政府買疫苗、紓困、防疫篩檢都比別人慢半拍，提告人民的速度倒是全球頂尖，看來我們都誤會陳時中了，他的專長與興趣從來就不是防疫，而是當個訟棍。

2021 年 9 月 12 日
法國前衛生部長宣稱法國傳播風險非常低遭起訴，那曾宣稱健康的人不用一律戴口罩的陳時中、要求別人把口罩脫下來的范雲等綠委呢？

中央社昨天的報導揭露，直到辭職前，都對外宣稱在法國「傳播風險非常低」的法國前衛生部長布辛（Agnès Buzyn），因處理新冠肺炎不當，遭法院以「危及他人性命」罪名起訴。

這不禁讓人想起，去年 1 月底臺灣都已經出現新冠肺炎本土病例

了，以陳時中為首的一眾民進黨高官還拼命粉飾太平，告訴大家臺灣社區很安全，健康的人不用一律戴口罩，甚至民進黨立委們還要求侯友宜、柯文哲、韓國瑜把口罩脫下來，結果不到一個月就開始出現從沒離開臺灣卻也確診新冠肺炎往生的本土病例，感染源不明的本土病例更遍布北中南⋯⋯

如果只是一次誤稱臺灣「傳播風險非常低」就算了，可 2020 年 6 月之後，陳時中等人又開始強調臺灣很安全，指揮中心專家諮詢小組委員李秉穎甚至斬釘截鐵地宣稱臺灣社區沒有潛伏的新冠肺炎本土病例存在了。然而之後卻一直出現臺灣輸出到各國的確診病例，但指揮中心調性不改，甚至到今年 5 月 6 日，儘管面對 4 月 23 日起已再度新增本土病例的態勢，陳時中依然樂觀的表示沒有建議要取消母親節聚餐，結果馬上一兩周後臺灣本土疫情就大爆發，單日新增幾百位本土確診病例⋯⋯

如果只是一次誤判情勢，誤稱臺灣「傳播風險非常低」就算了，可為什麼陳時中總是可以一而再、再而三的誤判呢？到底是他專業能力不足，還是另有政治考量所以刻意粉飾太平？防疫本來就是他們這些官員的責任，沒有甚麼已經很辛苦所以不能苛責這回事，法國的前衛生部長已經因為錯誤的宣稱國內「傳播風險非常低」被起訴了，我們的呢？

不只陳時中，范雲、賴品妤、吳思瑤、林楚茵、洪申翰這些叫別人脫下口罩的民進黨立委，是否也該被起訴一下？可悲的是，到目前為止，我們看到的反而是罵陳時中賣臺的網民被起訴，如果連法國那樣大官犯法犯錯與庶民同罪的司法獨立、司法正義都做不到，算甚麼民主國家？

2021 年 9 月 18 日

日本開放民眾自費測抗體，臺灣的醫院幫打過高端的民眾測抗體恐被政府重罰 25 萬元；民主自由與專制獨裁的差別？

註：雖然後來指揮中心發言人莊人祥緊急轉彎，表示只要醫療院所有跟地方衛生局申請，獲得許可後都可以幫民眾自費檢驗抗體。但他一開始的說法卻是先前開放 12 家醫院驗抗體僅限機組員專案，沒有開放給一般民眾，若有院所提供這項服務，將請地方衛生局調查，以釐清提供自費驗抗體的院所有無違反《傳染病防治法》或《醫療法》，若有違規即依法處理。指揮中心一開始到底憑甚麼限制地方和人民的自由與權利？是專業考量還是心虛？如果是前者，為何在新聞出來被抨擊後馬上轉彎？

2021 年 9 月 23 日

其他機關開會都可有會議記錄，偏就指揮中心不行？

陳時中昨天再被立委陳椒華質詢到「3+11」沒做成會議記錄的問題時回嗆：「指揮中心很多會議都沒有紀錄，如果照妳的方法，指揮中心運作不了，每天寫會議記錄、回立法委員的答案，從早到晚都來不及。」

可說也奇怪，其他政府機關也是整天開會，並作成一堆會議記錄，怎麼別的機關就不會來不及、運作不了？到底是指揮中心真的人力時間特別短缺，還是因為你陳時中寧可把時間人力用在代言推銷水果、幫時尚雜誌拍照、去演唱會獻唱，才會沒時間做成會議記錄？

2021 年 10 月 30 日

反萊豬公投過關會讓國際覺得我們不遵守國際規範？蘇貞昌忘記陳時中說好的「世界也不是只有美國一國」？

蘇貞昌昨天表示，如果反萊豬公投過關，會讓國際覺得我們是不遵守國際規範的國家。

問題是全世界絕大多數國家都禁止在國內使用萊克多巴胺做為動物飼料添加物，只有美國等 25 個國家允許，所以蘇貞昌是把諸如歐盟各國、英國和俄羅斯等其他禁止萊豬的國家都當成空氣嗎？可以這麼不尊重別的國家嗎？

而且對比一下，美國 11 月起禁止除了打過 WHO 認證的六種疫苗之外的外國民眾入境美國，將導致施打高端疫苗的臺灣民眾無法去美國，當時陳時中卻回稱「世界也不是只有美國一國」，樂觀以對。說也奇怪，那為何面對萊豬議題時又把國際看成好像只有美國等少數國家開放萊豬的國家一樣？民進黨政府在護航政策時可以有個比較統一的說詞嗎？真把人民都當成傻瓜來騙？

2021 年 11 月 18 日

林昶佐對所有政治人物都鞠躬招呼？對傷害萬華人的陳時中也鞠躬哈腰是「鄉愿」不是有禮貌。

中選會審議後宣稱，林昶佐罷免案第二階段連署未達門檻，需補件。民進黨籍中正萬華市議員劉耀仁隨後也在臉書發文力挺林昶佐，指出罷免方質疑林昶佐對陳時中鞠躬哈腰，但實際上林昶佐在基層遇到不分黨派的政治人物，都是鞠躬招呼，以禮相待。

正常人對親朋好友或陌生人也會以禮相待，問題是如果對待一個傷害你、侮辱你的人還鞠躬哈腰，那不叫有禮貌有教養，而是「鄉愿」，「以德報怨，何以報德？」

陳時中防疫政策失當讓萬華受害，事後又刻意由他的副手石崇良出面把疫情破口責任推給萬華，他就是把萬華人傷最深的罪人，林昶佐作為中正萬華立委，卻對這種人照樣鞠躬哈腰，看在萬華人眼中，情何以堪？

萬華人需要的是你林昶佐替萬華人向陳時中討公道洗清汙名，你林昶佐卻只會繼續對陳時中鞠躬哈腰，這樣的立委留著對萬華人何用？罷免掉剛好而已。請中正萬華的鄉親把握補件期限，讓罷昶成案，下架這種敵友不分的無良立委。

2021 年 12 月 7 日

本土新冠疫情超過一個月連續 +0，政府憑甚麼強迫人民接種疫苗？出人命怎麼辦？

在臺灣，已連續 31 天新冠肺炎本土 0 確診，而因為新冠肺炎死亡的累計人數為 848 人，相對地接種新冠疫苗後死亡的反而多達 1158 人，結果我們的指揮中心卻強迫游泳池、展覽場館、八大等 24 場所的所有工作人員都應接種 2 劑新冠肺炎疫苗，縱使經醫師評估且開立不建議施打疫苗證明者，仍需每周自費快篩。

我就想問：在目前待在臺灣因為確診新冠肺炎死亡的人數／機率比打疫苗後死亡還低的情況下，強迫人民打新冠疫苗，出事了誰負責？表面上有救濟制度，實際上審起來曠日廢時，也未必件件給付，到時會不會又以受害者「本來就有病」所以免賠結案？就算賠了，那也是花全民的納稅錢，不是花這些強迫人民打疫苗導致出事的官員的錢。

表面上，政府沒強迫全體人民打疫苗，如果不想打可以換工作，但這還是有兩個衍生的問題，首先，這些工作真的都是高風險應該被強制施打疫苗的嗎？游泳池的教練就算了，游泳池的櫃台人員不能戴口罩服務？展覽場館的櫃台人員不能戴口罩？為什麼這類人員也要被

強迫接種？如果國家今天可以強迫這種人打疫苗，而我們人民卻逆來順受以為事不關己，溫水煮青蛙，改天會不會有更多人被強迫接種？此外，對於取得醫師證明不能打疫苗者而言，不打疫苗不是他的錯，是醫師都認定他身體狀況不適合打，那為何還要「自費」快篩變相因為政府的政策被懲罰荷包失血？這種政策根本是公然歧視特定身體狀況的民眾。

當然，或許有指揮中心本次政策的擁護者會辯稱，從小我們也接種過各種疫苗。問題是那些疫苗都是經過長期試驗的，而不像新冠疫苗是緊急使用授權 (EUA)，缺乏更長期的人體試驗，除非是處於緊急狀態，在本土疫情持續加 0 之下，政府憑什麼強迫人民施打？難道就為了急著開放邊境圖利特定產業？臺灣本土相較國際更安全，要「防範國際疫情」不是應該先從邊境防堵做起？那為何不是先強制入境者接種疫苗反而是先強迫社區內的民眾接種？正當性何在？

政府固然應該提供足夠的符合國際認證標準疫苗，讓所有想接種疫苗的民眾都能隨時接種到，但除非本土疫情真的極其嚴峻，否則絕沒有理由強制民眾接種疫苗，「身體自主權」是最基本最核心的人權，強制戴口罩不會出人命、強制出入境隔離 14 天不會出人命，但強制打疫苗可能出人命，所以我支持口罩令和居家檢疫措施，但絕不支持政府強制人民打疫苗。

2022 年 1 月 11 日
防疫兩年了，還可以讓桃園機場至少存在 205 項缺失，陳時中再度反應慢半拍。

桃園機場新冠肺炎群聚案累計已有數十人確診，持續增加，衛福部長陳時中 10 日透露，經護理國家隊前往了解後發現，桃園機場內部至少存在 205 項缺失，將協助桃機進行改善。

讓人不解的是，如果說是防疫旅館的狀況政府沒有全部掌握就算

了，畢竟光是臺北市就有超過 150 家防疫旅館，但機場不一樣，目前全臺只剩桃園、松山與小港三處機場仍有國際及兩岸航班，陳時中自己兩年來也多次前往桃園機場，那怎麼兩年來都未能發現這些缺失及早發現改善？難道他每次去視察都只是做表面功夫根本沒有好好認真檢查？

去年臺灣本土疫情大爆發可能的原因很多，但不管是指揮中心面對有人檢舉諾富特飯店違規混居，結果居然公文跑了兩個半月還沒處理，乃至於指揮中心後知後覺的防疫一年半之後才曉得學習全球的作法，實施入境普篩，這些都是因為指揮中心的反映不只慢半拍，而導致的可能疫情破口，防疫兩年了還可以讓桃機存有 205 項缺失，再度顯示陳時中的反應過慢，希望他好好改進，趁這次把所有的缺失徹底揪出來，別讓臺灣本土疫情再起。

2022 年 1 月 13 日

今年從美國入境的偽陰性人數是大陸的一百多倍，陳時中怎不比照嗆大陸的經驗嗆美國「我們比較準」？

臺獨大老蔡丁貴從美國返臺後確診新冠肺炎，他在臉書發文表示，自己嘗試找出登機前兩次不同 PCR 採檢出現的「偽陰性」與回到桃園機場落地後 PCR 採檢經驗上的不同，他指出在美國兩次的 PCR 由自己或診所人員從鼻孔採檢，而在臺灣醫院採檢時，因為棉籤深入鼻孔，相較在美國採檢難受程度有天壤之別。

而蔡丁貴在美國檢測出偽陰性並非個案，今年 1 月 1 日到 12 日之間確診的境外移入病例中，只有 2 人來自大陸，24 人來自越南，但有 253 人來自美國 ⋯⋯

從大陸和美國入境臺灣的人都很多，結果上機前篩檢報告為偽陰性的人數，美國的卻是大陸的一百多倍，除了反映美國疫情的嚴重性之外，更顯示美國的篩檢精準度讓人存疑。12 日指揮中心公布落地

採檢首日的數據，11 日桃機共有 8 班長程航班，陽性率最高的國家也正是美國，多達 3 航班陽性率超過 10%，其次為澳洲 9.76%、土耳其 9.46%、阿拉伯聯合大公國 9.17%。

回想 2021 年 1 月 18 日，對於臺灣自費 PCR 採檢價格比大陸高出逾 19 倍，陳時中回稱因為「我們比較準」，臺灣的篩檢是否真比大陸準，至今未能有任何證據，但臺灣的篩檢顯然真比美國準很多，陳時中卻不敢比照辦理嗆美國「我們比較準」。

不得不說民進黨政府施政還真是「一以貫之」，永遠只敢對大陸撂狠話，遇到美國馬上比甚麼都乖，難怪兩年來死不肯把美國列為高風險國家，這次遭質疑後就乾脆取消重點高風險國家，把所有國家的入境者都一視同仁處理，問題是紐西蘭和美國的疫情風險能相提並論嗎？把所有國家都用同樣的標準處理，是否會不足以因應來自美國的潛伏患者呢？希望不要因為政府有政治考量，導致臺灣再出現疫情破口。

2022 年 1 月 21 日
政府強推疫苗護照不可取，有違憲疑慮且缺乏足夠必要性正當性。

臺北市市長柯文哲堅持推動疫苗護照制度，管制民眾出入公眾場合時，依照有無接種新冠疫苗而有差別性作法，原本陳時中還喊話地方多留意，不可過於強烈限制人身自由，以免與人權議題起衝突。但結果 20 日指揮中心也推出中央版疫苗護照，未來出入部分休閒娛樂場所時，應配合出示完整接種新冠疫苗紀錄，始得入內活動消費。這樣的做法不僅有違憲疑慮，又缺乏足夠必要性正當性，極不可取。

首先，要求人民戴口罩或返國者居家檢疫，雖然會造成民眾生活上的不便，但不至於會損害民眾的身體健康，但打新冠疫苗則不然，根據指揮中心公布的統計資料，臺灣因為確診新冠肺炎而死亡的人數

累計共 851 人，但卻有高達 1254 人疑似因為疫苗接種而發生嚴重不良事件致死，而總計新冠疫苗接種後發生不良事件的數目更多達 16293 人，當中有 8172 件屬於嚴重不良事件，因此現階段，在臺灣因為接種新冠疫苗而死亡的機率，甚至比確診新冠肺炎而死亡的機率更高，那憑甚麼強迫人民冒著身體受損甚至喪命的風險施打新冠疫苗？

當然有些人會認為，我們從小也接種過很多疫苗，但這些疫苗都是經過多年的實驗，且接種後確實在一定期間內可以免疫，而新冠疫苗是因應疫情才被緊急授權使用的，缺乏長期試驗保證，且國內外實踐結果也證明：施打新冠疫苗後仍一再出現突破性感染，難以藉由疫苗普及達成群體免疫，想避免染疫，仍須維持戴口罩、勤洗手、保持社交距離等習慣，那要求人民必須施打新冠疫苗，更缺乏正當性。

況且如今全球面對的是重症率低的變種病毒株 Omicron，美國疾病管制預防中心 (CDC) 日前發布的研究指出，感染 Omicron 後的致死率比 Delta 變異株低 91%，未接種疫苗者亦然。如今的新冠疫苗主要是針對原始新冠病毒株，對防範 Omicron 傳染的效力本就已明顯降低，就算接種疫苗後真能降低確診後重症的機率好了，可是確診 Omicron 後重症的機率本就明顯降低了，臺灣的疫情更沒有嚴重到有症狀者已多到可能塞爆醫院的情況，那為何現階段就要迫使民眾冒險接種疫苗？

當然疫苗護照的支持者可能辯稱：政府並未直接強制人民施打疫苗，只是做出一些限制或管理上的差別待遇。但會推出這樣的政策，背後動機不就是希望迫使 / 誘使人民打疫苗？溫水煮青蛙，如果現階段我們容許政府用疫苗護照決定民眾是否可入場，未來是否會變成強制更多職業的民眾都必須打疫苗或每周自費 PCR 採檢才能上班？會不會有更多場館 (包括餐廳這種必要的) 變成沒打疫苗就不能進去？這樣將嚴重侵害憲法保障人民的工作權與行動自由。

身體是自己的，政府無權強迫人民接受任何有可能損害人民健康的事，政府應該提供足夠的新冠疫苗，給想要接種的民眾，但政府不

能用各種手段，迫使民眾接種疫苗。從南韓到美國，已一再出現疫苗護照或疫苗強制令被法院否決的案例，政府切勿一意孤行。

2022 年 1 月 24 日
桃園、高雄上呼吸道症狀民眾就診一律篩檢，打臉陳時中 2020 年反普篩的錯誤宣傳！

最近桃園新冠肺炎本土確診人數暴增，民進黨籍的桃園市長鄭文燦表示：全市醫療院所只要遇到上呼吸道症狀民眾就診，一率採檢；民進黨籍的高雄市長陳其邁也宣布：在醫院設立戶外呼吸道門診，看診外一律採檢或快篩。

如今桃園市和高雄市這樣做當然沒錯，但回想 2020 年民進黨的中央政府自陳時中和林靜儀等一眾綠委是怎麼告訴大家的？普篩會導致大量偽陽性癱瘓醫療量能、偽陰性民眾失去戒心到處亂跑反而造成破口，因此強調不能大量篩檢、不能普篩。

而且當初陳時中這套理論還不僅是針對所有民眾，2020 年 4 月 28 日陳時中公布數字，表示有 479 萬 5953 人在過去 1 百天曾因為呼吸道相關症狀就診，而其中共有 60956 人被挑出來篩檢，並沾沾自喜地認為這種作法省錢又有效率，反對對於所有因呼吸道症狀就醫的民眾採檢。

不曉得如今鄭文燦和陳其邁的作法，有沒有讓陳時中感到臉腫腫的？不過陳時中也不是第一次被打臉，甚至他也常常打臉自己，大概已經習慣了沒知覺了吧？

2022 年 1 月 29 日
曾反對入境普篩的陳建仁，算哪門子的防治新冠肺炎大師？

澳洲人報（The Australian）專訪前副總統陳建仁，標題宣稱陳建仁是「臺灣的 COVID 大師」（Taiwanese Covid guru），而且在報導中說：「在對付致命冠狀病毒的戰爭中，沒有人比臺灣前副總統陳建仁擁有更成功的戰績。」

隨手一查，2020 年 8 月 24 日天下雜誌刊出陳建仁的文章，當中陳建仁表示：「入境旅客感染盛行率很低，實施普篩既無效率也不符合成本效益。」

因為頭一年堅持不入境普篩，搞到後來臺灣被政府縱放的一堆潛伏患者傳到疫情大爆發，當初背書這種政策的人叫大師？根本是對大師一詞的侮辱。

2022 年 1 月 31 日
床單發霉的檢疫所每天要價 3 千元？政府帶頭賺防疫財搶人民錢？

疫情期間，有民眾王先生投訴：他被迫住到楊梅的集中檢疫所，但檢疫所的牆壁、床墊及枕頭發霉，生活用品準備也不足，晚上冷到無法入睡，但室內訊號極差，沒有可以聯繫外界的工具，讓他晚上冷到睡不著又求助無援，「又濕又冷，原本沒病也能搞出病來」。但這樣的房間每天竟被收費 3000 元。

對此中央流行疫情指揮中心醫療應變組副組長王必勝回稱：「很抱歉，我們這些檢疫所設備比較不是這麼好，也比較遠一點，但是我強調它不是飯店，但基本上生活所需都有的」。針對民眾質疑錢不知道收到哪，王必勝也回稱：「所有錢都會進到國家公庫。」王必勝的

回應完全避重就輕，首先，不是飯店就可以搞到牆壁、床墊及枕頭發霉不處理嗎？難道全臺灣飯店以外的旅館，都會給客人住牆壁、床墊及枕頭發霉的房間？

其次，就算真要提供這麼簡陋的房間好了，一分錢一分貨，就算在臺北，民間也有很多旅館單人房住宿一天只要一千元左右，也不至於牆壁、床墊及枕頭發霉，你今天就算加上供餐好了，收個 1500 元提供這樣的房間，也已經比民間還差了，結果竟然收 3 千元？說得通嗎？

最後，雖然王必勝辯稱：「所有錢都會進到國家公庫。」但疫情期間全民都是苦主，政府該做的是防疫，而不是趁機帶頭賺防疫財搶人民錢，就算錢都進了國庫又怎樣？這些錢日後都會用在人民身上嗎？還是拿去養網軍搞大內宣洗人民的腦？

臺灣從 PCR、快篩都莫名其妙比國際行情貴，口罩價格也比疫情前暴漲，如今連政府的集中檢疫所也帶頭收不合行情的高價，難道臺灣疫情期間的經濟大好、GDP 快速增長，有一大半都是建立在政府帶頭與少數業者發防疫財搶人民的血汗錢？

註：雖然原則上民眾入住集中檢疫所不會被收取費用，問題是王先生原本在返臺前，已一再跟 1922 和區公所詢問，被告知住所符合規定後，才於返臺後在「7+7」的後七日選擇回家隔離，但區公所卻又跑來勘查後認定其住所不合規定，於是他被送集中檢疫所，且因被認定違規而被收費，但法律上講究信賴保護原則，政府對王先生住所的認定初一十五不一樣本就理虧，且即使要收費，也不應藉機賺取暴利，如因有違規行為需繳罰款，這跟住宿的收費也是兩回事，不應混為一談趁機在住宿費部分另外又海削一頓。

2022 年 2 月 16 日

倒楣接觸到確診者還要自費被隔離？政府配合旅館搶受害人民的錢？

指揮中心 14 日宣布，將把從境外入境臺灣民眾的居家檢疫天數由 14 天縮短至 10 天。然而還有兩個疑點待釐清，首先，境內疑似接觸到確診者的居家隔離民眾，被隔離天數是否要縮短呢？如果只縮短境外，卻維持境內的隔離天數，這樣公平嗎？難道沒有出國的民眾就活該被隔離比較久？臺灣境內的新冠病毒並不會比外國的新冠病毒更毒，潛伏期也不會更久，應有一致標準。

其次，民眾在臺灣社區內遭到居家隔離後，倘若集中檢疫所已無空房，除了臺北、高雄、桃園願意全額補助民眾入住防疫旅館的錢之外，其他縣市被擴大匡列的民眾，常常需要自費負擔入住防疫旅館的費用，動輒要花數萬元，民眾在臺灣社區內接觸到確診者，被迫要隔離，是受害者，結果還要自費，天理何在？

陳時中不能總是將責任推給地方，就撒手不管，陳時中想管的時候，2020 年彰化縣政府率先萬人普篩也可以被擋下，地方近期擴大匡列惡搞得讓民眾自費隔離，指揮中心會無法介入嗎？非不能也，不為也，如果不介入，莫非是想讓政府配合旅館搶受害人民的錢？

2022 年 2 月 21 日

亂翻居家隔離民眾的食品是為查毒品？陳時中把被隔離民眾當犯人？

2022 年 2 月 19 日，針對女大生網路爆料，入住集中檢疫所隔離，但家人送的零食餅乾及便當，都被檢疫人員翻過，令她不滿痛批：「完全把我們當犯人在看待」，對此陳時中表示：先前曾經查獲多起違禁品和毒品情況，所以檢查是必要的。

民眾是因為接觸到確診者被迫被關進去檢疫所，又不是犯罪嫌疑人，憑甚麼要受到你政府這樣不衛生、不尊重隱私又羞辱的對待？如果今天我們容許政府這樣亂翻他們的食品，未來是否也容許政府檢查民眾的肛門，看有無夾帶毒品？

從強迫打疫苗或自費篩檢侵害部分行業民眾的工作權，到迫使人民被強迫隔離還要自費住防疫旅館，乃至於如今的亂翻民眾食品，這個政府假借防疫之名幹了多少侵害人權的惡行？結果防疫指揮官陳時中竟然還可能出來選臺北市長，是想禍害更多臺北人嗎？

我是臺北人，我絕對反對陳時中這樣的人當臺北市長，未來希望大家能一起努力，守衛我們的家園，但為了避免陳時中不小心還是當選了市長，大家請記得在投議員選舉時，考量誰是從 2020 年以來，就一路敢於和陳時中錯誤政策唱反調的。我從 2020 年 2 月就開始反對指揮中心當時「健康的人不用一律戴口罩」的錯誤政策，並從同年 4 月起反對陳時中對許多高風險者卻實施「只隔離不採檢」的錯誤政策，監督陳時中，我有信心做得比絕大多數臺北市議員參選人都做得更好，不是因為我比他們都更聰明，而是因為我從政的初衷是為民喉舌，所以我時時都以是否對人民有益，作為應否為民發聲的考量，而不是考量做這件事情，對我個人有沒有好處會不會被攻擊。

2022 年 4 月 1 日

去年國內家用快篩試劑不足，無法與今年類比？不就你陳時中只顧吃喝玩樂不早點開放進口害的！

基隆新冠肺炎疫情升溫，陳時中為此發給民眾家用快篩試劑展開「類普篩」，遭外界質疑打臉他過往反對普篩的立場，對此陳時中表示時空背景不同，並指出去年、前年國內家用快篩試劑不足，無法與今年情形類比。

隨手一查，美國食品藥物管理局 (FDA)2020 年 12 月就授權批准

一款家用快篩檢測組，無須持處方籤就能在藥局購買；英國自 2021 年 4 月 9 日起每個公民每週都可以免費領取 2 次快篩套件，英國國民保健署（NHS）並拍影片教民眾自己在家快篩；德國 2021 年 3 月起就批准販售自主快篩包，印度、日本和南韓早在 2021 年 5、6 月之際也都允許民眾取得快篩包。

所以到底為什麼其他國家早就可以做到的事情，你陳時中領導之下卻讓中華民國去年 5 月疫情大爆發之際依然無法擁有居家快篩試劑呢？不是因為國際上缺乏相關的技術，因為許多國家當時都已經有了，而是政策與法規問題，一直到 2021 年 6 月 11 日衛福部食藥署才首度核准居家快篩試劑專案進口，為何不早點核准、早點進口？

回顧去年疫情大爆發之際，指揮中心醫療應變組副組長羅一鈞表示：「5/11-6/7 一共有 296 死亡個案，其中 35 位到院前死亡佔 11.8%」。如果當時就允許引進居家快篩試劑，及早發現及早治療，不就可以避免掉相當一部分的死亡悲劇嗎？這些人命都是顢頇無能的陳時中欠下的！他只知道喝酒、唱歌、推銷農產品，口口聲聲說要超前佈署，結果該做的事通通慢半拍！

儘管陳時中這次還辯稱，去年的專業用快篩試劑準確度僅 7 成，現在是家用快篩較普及，且準確度可到 9 成以上，問題是去年 6 月 12 日食藥署醫粧組簡任技正林欣慧卻表示：這 2 款食藥署核准進口的居家快篩產品與傳統核酸檢測（PCR）相比，陽性一致率皆高，其中，居家抗原快篩試劑陽性一致率約 82%，居家核酸快篩試劑陽性一致率可達 90% 以上。所以誰說去年快篩的準確度才 7 成的？臺灣有問題的從來就不是篩檢技術，而是撒謊成性的陳時中！

2022 年 4 月 14 日

放棄解隔離 PCR 改快篩，陳時中不怕又縱放潛伏患者到社區？

4 月 12 日中央流行疫情指揮中心宣布，自即日起，原居家隔離及居家檢疫期滿之 PCR 採檢作業改以快篩方式由民眾自行檢測及回報結果，快篩結果為陰性者，方可於期滿後解除隔離或檢疫。

雖然指揮中心宣稱：如今的家用快篩試劑相當普及且效果佳，試劑特異性高達 99%，然而指揮中心這種說法有兩個盲點，首先，特異性高代表的是偽陽性出現機率低，比較不會把一堆沒有染疫的人都誤判成患者造成醫護的負擔，問題是這與偽陰性無關。

偽陰性，指的是明明染疫卻沒有被驗出來的人（偽陰性出現的機率要看試劑的敏感性），換句話說，試劑特異性高，仍可能出現偽陰性，進入社區傳染給別人。

此外，依照 2020 年 4 月 28 日指揮中心的說法，採用 PCR 方式採檢，檢驗的特異性高達 99.99%，高於快篩的 99%，那敏感性呢？當初指揮中心宣稱 PCR 敏感性 95%，但快篩的敏感性才 75%......，也就是說，100 個患者當中只能驗出 75 個......

所以除非指揮中心與陳時中有出來告訴民眾，如今的家用快篩試劑敏感性遠比 2020 年的高，有達到 PCR 檢測的 95% 水平，否則實在沒有理由用試劑特異性高，作為將解隔離前 PCR 改為快篩的理由，這樣完全就是拿全民的安全作賭注！須知陳時中自己都已承認，如今單日最大 PCR 採檢量能已達 19 萬，但實際上一天 PCR 採檢也就 4-5 萬人，檢驗量能還很夠，那有甚麼理由急著把 PCR 改快篩？

回想 2020 年 1 月到 2021 年 6 月，陳時中抗拒入境普篩與解隔離普篩，沒有回報症狀的民眾隔離完就直接放出回歸社區，當初一年半下來不知道讓多少帶有新冠病毒的潛伏患者回歸社區，如今又要再上演當初的鬧劇嗎？這根本就是不負責任的草菅人命，這種人別說繼續

當衛福部長了，有甚麼資格選市長？

衛生福利部
· 1月31日 ·

#衛福編編報報 ❗因應中國及國際間新型冠狀病毒肺炎疫情，指揮中心持續統籌各部會資源人力，全力守護國內防疫安全❗
📺今日記者會直播往這：https://youtu.be/dXKJI__D6sE

#2019新型冠狀病毒 #防疫最前線 #謝謝辛苦的檢疫人員
#謝謝臺灣醫護人員 #謝謝所有第一線人員

🌏世界衛生組織（WHO）今（31）日宣布將新型冠狀病毒疫情提升為「國際公共衛生緊急事件」，中央流行疫情指揮中心持續統籌各部會人力及資源，加強港埠檢疫措施及民眾風險溝通與衛教宣導，降低民眾恐慌，並重申使用口罩之正確時機，呼籲健康民眾不需一律戴口罩，請優先讓有慢性病、就醫、陪病、採病需求的民眾購買，並提醒有呼吸道症狀者應戴口罩，有慢性病者外出建議戴口罩，在擁擠通風不良處也建議戴口罩，全力守護國內防疫安全，確保國人健康。另於今日專家會議，專家建議一般學生無須戴口罩，如生病，請在家休息。

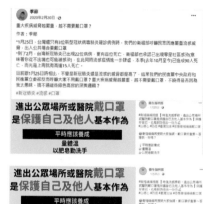

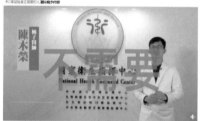

圖1（左上）：2020年2月6日發文配圖
圖2（右上）：2020年2月20日發文畫面
圖3、4（右中、右下）：2020年2月20日發文配圖

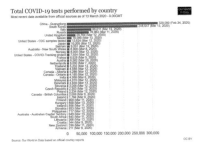
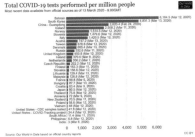

李節
2020年4月26日 · ···

確診新冠肺炎的酒店女公關接觸者都只有2成被採檢 政府真的不需要擴大檢驗人數嗎？

作者：李節

磐石艦參與敦睦艦隊出訪後爆出31位官兵確診新冠肺炎，因為艦上官兵多 數設籍高雄市，高雄市長韓國瑜為了確保第一線接觸病患的醫護人員的健康，打算籌措財源擴大幫高雄接受採檢的第一線醫護人員篩檢，卻遭中央政府反對，行政院副院長陳其邁就認為若要擴大篩檢，因現有抗原篩檢也有限，需採用快篩方式，精準度較低，可能觸出偽陽性，反而引發恐慌。

如果擔心使用快篩方式精準度偏低，那麼採用目前針對高度懷疑確診者的PCR核酸測法，相對就沒有精準度偏低的疑慮，4月18日，衛福部長陳時中表示，我們的單日最大檢驗量能達4100件，但是根據衛福部管轄的公開資料，在4月24日為止，最大我們總共只達檢了833件，只用了兩成的比率。

換句話說，現有的正規PCR檢測固然無法在一天之內就讓全國30萬醫護人員都篩檢完畢，但仍有能力讓更多處於較高風險的醫護人員分批接受篩檢的。(如果一天篩檢3千位，只需10天可篩檢完畢)

就算不優先針對醫護人員篩檢好了，在台灣地區已出現10起感染源不明的本土病例，但中央流行疫情指揮中心的做法卻是只對病例的部分接觸者篩檢(例如第379酒店女公關、123位接觸者只篩了22人)，就被當這些少量的接觸者採檢結果都為陰性未感染，其餘接觸者也隔離14天期滿後，就宣布結束。

我們不能保證都沒沒採檢的接觸者都不是無症狀感染者，萬一他們在隔離級潛後被身能成心不戴口罩出門怎麼辦？所以正確的做法應該要擴大PCR篩檢量能和每日實際篩檢量，尤其是對於本土病例的接觸者盡量全數採檢、盡最大努力找到感染源，而非空窗等4/5的檢驗量能不用，讓潛藏之魚持續在外滋蔓。

擴大檢驗量能是中央的責任，中央政府無法及時籌措足夠的檢驗量能讓更多人接受檢驗就算了，竟然還反過來責怪願心醫護主張擴大篩檢的地方政府，難道他們以為2020年是韓國瑜當選總統，所以檢驗量能未施明讓擴充是韓國瑜的責任？

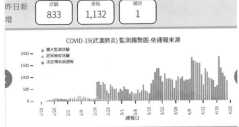

更新時間：2020-04-25

圖 5、6（上）：2020 年 3 月 15 日發文配圖
牛津大學的數位出版機構 Our World in Data 本文附圖取自該官網 一張是各國篩檢人數 另一張是篩檢人數占全國人口比率
https://ourworldindata.org/covid-testing
圖 7（中）：2020 年 4 月 26 日發文畫面
圖 8（下）：2020 年 4 月 26 日發文配圖

陳時中的真面目

圖 9（左）：2020 年 5 月 1 日發文畫面
圖 10（右）：2020 年 5 月 2 日發文畫面

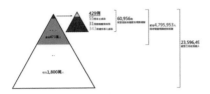

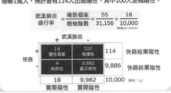

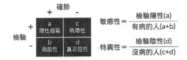

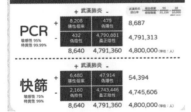

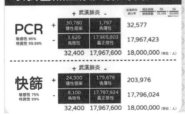

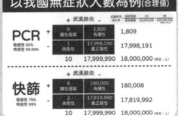

圖 11~18（由左至右，上至下）：2020 年 5 月 2 日發文配圖，為 4 月 28 日指揮中心作的簡報，用他們假定的數值來論證擴大篩檢沒有效益，因為篩檢後出現的偽陽性人數可能遠多於找出的真實患者。但這些數字誠如本文所言，在實際篩檢了 31156 人後都沒出現偽陽性的事實基礎上，顯然無法成立。

李節
2020年6月18日 ·

鬆綁對外國商務人士居家檢疫規定，陳時中忘記自己一再強調的偽陰性問題？難道台灣的篩檢技術碰到外國人特別精準？

作者：李節

衛福部長陳時中宣布鬆綁對15個中低風險國家/地區短期來台商務人士的居家檢疫規定，如果他們來台將待的時間不超過3個月，且來之前14天無其他國家旅遊史，且在登機前準備有3日內採檢新冠肺炎呈陰性(未感染)的報告，就可以在入境後5到7天自費篩檢呈陰性後，提早結束隔離，不再需要隔離14天。

然而陳時中部長似乎忘了，之前許多人問他為何不針對沒有症狀的台灣民眾(不管是從外國回來的，或者是國內確診者的接觸者)進行pcr篩檢確認有無感染新冠肺炎時，他告訴大家因為對沒有症狀的人篩檢，一方面因為篩檢精準度有限可能篩出偽陰性(也就是明明感染了實際上應該是陽性，篩檢結果卻測不準呈現無感染的陰性)，而這些人可能會因此降低戒心，到處走動，結果傳染更多人，所以政府要維持原則上對有症狀者才篩檢的策略，因為有症狀者病毒濃度比較高，比較不會測不準。

這些話言猶在耳，怎麼遇到外國商務客就通通不適用了？難道同樣在台灣篩檢，沒有症狀的台灣就特別容易呈現偽陰性，但沒有症狀的日本人、澳洲人就不會被篩成偽陰性？我們的篩檢技術碰到外國人時就變得特別精準都不會出現錯誤了？這種自我打臉的政策，到底是基於防疫和醫學公衛專業考量做出來的，還是為了滿足財團商業利益需求後，做出的決策呢？如果他要說這次的決策是基於醫學專業做出的考量，那豈不就證實了他之前堅持不肯對無症狀國人篩檢的策略是錯誤的，應該要從現在開始改弦易轍？

表現上這次鬆綁的對象要經過兩次篩檢陰性才能解除隔離，但第一次篩檢是在外國，許多民眾口口聲聲不相信大陸的篩檢精準度，甚至也對台灣的篩檢精準度缺乏信心，認為一擴大篩檢馬上會有大量偽陰性偽陽性，那對於本次鬆綁的蒙古、不丹、汶萊的篩檢技術，怎麼又充滿信心了？之前我們磐石艦上就有官兵採檢三次才確診，可見兩次並不保險。

還是對於有些人而言，只要是民進黨政府做的決策，就算跟之前公布的政策有所矛盾，也可以不顧自己的健康安全，實護的自動轉彎護航到底？政治是一時的，健康是長遠的，就算不願意公開譴責陳時中的髮夾彎，為了自己的健康，還是從現在開始恢復出門戴口罩的習慣，別再降低戒心了！

#新冠肺炎 #商務人士 #偽陰性

李節
2020年6月29日 ·

誇口台灣防疫表現世界一流，卻老是擔心台灣篩檢精準度世界三流，擴大篩檢會出現一堆偽陽性？

作者：李節

民進黨政府堅持只對少數民眾作新冠肺炎篩檢的政策，並以獲篩檢者都呈陰性未感染為由，宣稱台灣社區很安全，還說如果擴大篩檢將篩出一堆明明沒有感染卻被誤以為感染的偽陽性，因此不能這樣做。許多民進黨支持者也信服政府這套理論，並痛批擔心台灣社區還有潛伏新冠肺炎患者的民眾是唱衰台灣。

可說也奇怪，政府老是告訴我們台灣防疫表現世界一流，許多民進黨支持者則口口聲聲嘲笑大陸的篩檢精準度低常出狀況，那怎麼輪到有人倡議台灣應該擴大篩檢時，這些人卻馬上改口，認為以台灣的篩檢精準度，擴大篩檢會出現一堆偽陽性？到底這些人眼中台灣的篩檢精準度是高還是低我都搞糊塗了，如果在他們眼中台灣篩檢精準度也沒比大陸高到哪去，那他們還好意思嘲笑大陸？又難道在他們眼中，台灣防疫表現固然世界一流，但是篩檢精準度除外？那他們這樣的想法，難道不算唱衰台灣？畢竟台灣明明沒有篩出偽陽性過，這些人卻一直堅稱只要擴大篩檢一定會篩出一堆偽陽性。

當然蔡政府和支持者會說，因為台灣新冠肺炎盛行率不高，所以擴大篩檢不僅不划算，相對也更可能出現偽陽性，可是沒有篩檢之前誰能掌握精準的盛行率？而且對比紐西蘭，他們的人口只有我們的2成，但是篩檢過的人數卻是我們的5倍，總人口當中獲篩檢比率，紐西蘭是我們的26倍，人家紐西蘭大量篩檢之下，新冠肺炎確診者(包括疑似案例)也只是我們的3倍而已，盛行率不高，怎麼人家就不擔心偽陽性問題繼續拼命狂篩？(6月27日紐西蘭篩了5321人，台灣才篩155人...)

難道誇口台灣防疫表現世界一流的蔡政府這時又要告訴我們，台灣醫療量能比人口只有我們2成的紐西蘭還小，所以人家在篩檢1176個確病病例的同時篩出了350個疑似病例，醫療量能都不會垮，而台灣卻只要篩出幾十個偽陽性馬上醫療量能就無法負荷？

	總人口	累計篩檢數	單日篩檢人數 (2020年6月28日)	確診人數
中華民國	2360萬	7萬	155人	447人
紐西蘭	500萬	39萬	5321人	1520人(含350疑似者)

結果蔡英文政府告訴民眾，我們的新冠肺炎篩檢人數相較其他國家已經非常夠了，到底是我數學不好，還是政府忘記世界上有紐西蘭這個國家的存在了？

圖 19（上）：2020 年 6 月 18 日發文畫面
圖 20（中）：2020 年 6 月 29 日發文畫面
圖 21（下）：2020 年 6 月 29 日發文配圖

季節
2020年7月1日 · ⊙ · · ·

篩檢相當精確卻一直找不到社區潛伏的新冠肺炎患者？台灣篩檢的只是篩檢技術而不是畫地自限的篩檢政策

作者：季節

衛福部長陳時中6月29日談到新冠肺炎疫情時表示，他懷疑在台灣社區裡面還有零星的感染源，「我沒來沒有否認這件事」，又指出台灣在篩檢方面有一定的計量，可說是全世界當中做得相當精確的。

然而如果陳時中說的兩句話都屬於事實，那為什麼台灣的篩檢這麼精確之下，卻連續2個半月無法找出仍潛伏於社區的漏網之魚呢？兩者顯然是矛盾的，唯一的可能，就是台灣地區仍有潛伏患者，篩檢本身技術方面的精準度也沒有問題，但是因為篩檢政策有問題但是不可能反過來是篩檢技術有問題。篩檢政策精確性沒問題，否則篩檢精準度超低之下，到底要甚麼甚麼找出患者了。

因為蔡政府一天只挑出區區一百多人來篩，而以新冠肺炎的特性，除非經過篩檢，否則任何人都可能是潛在患者，這種畫地自限只篩檢少數人的作法，既不能保證真的都挑到泡漫高峰的人來篩，且相較於其他一天篩檢上千甚至上萬人的國家，當然也更難找出潛伏的患者，因此理論上一個國家只要篩檢的人數越少，篩檢政策的精準性就相對地越低。

此外還有一點相當矛盾，既然陳時中認為台灣還有潛伏患者，又認為我們的篩檢相當精確，那為何不願意擴大篩檢型持每天只篩100多人？之前他老是強調篩檢有準準度會出現偽陽性，但如果說台灣篩檢精確性高的也是陳時中，那到底台灣的篩檢技術精確度是高還是低？如果我們的篩檢技術精確性明明很高，到底政府有甚麼理由非要抗拒擴大篩檢？

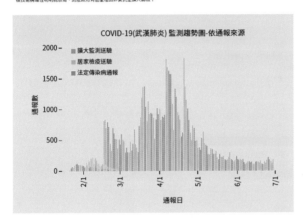

季節
2020年7月30日 · ⊙ · · ·

泰籍移工、日本女大生接觸者全篩檢，蔡政府說好的不宜對無症狀者篩檢還成立嗎？

作者：季節

長期待在台灣的泰國移工返泰後隨即確診新冠肺炎，這次政府和上次的日本女學生返日後確診一樣，馬上找了所有他們在台灣能找到的一百多個密切接觸者全予以採檢。

相較於之前本土病例案379酒店女公關確診新冠肺炎後，政府匡列了123位接觸者卻只採檢22人的做法，這兩次政府的作法有進步了。但既然如此也讓人感到困惑，之前政府拒絕擴大篩檢時老是說對無症狀者篩檢容易測不準，會出現偽陰性，又說擴大篩檢容易出現大量偽陽性造成醫護人員難以負擔，因此當時政府強調對於入境者和確診者的接觸者原則上都採取有症狀才加以篩檢的作法。如果當時政府的說法是成立的，怎麼如今又可以對所有接觸者不管有無症狀都篩檢，不用擔心偽陰性偽陽性問題了？

如果政府當初的說法是對的，表示如今的作法是有問題的；如果政府現在的做法是對的，表示當初的說法是錯的，兩者不可能同時正確。至於哪一個是錯的，其實很好判斷，只要看看如今接觸者全篩檢完後，有沒有出現甚麼大量偽陽性癱瘓醫療人力的亂象，就知道當初用這種理由抗拒擴大篩檢，有多麼荒唐了。

圖 22（上）：2020 年 7 月 1 日發文畫面
圖 23（中）：2020 年 7 月 1 日發文配圖，為臺灣地區每天接受新冠肺炎篩檢的人數，相較其他國家或地區，簡直低到匪夷所思
圖 24（下）：2020 年 7 月 30 日發文配圖

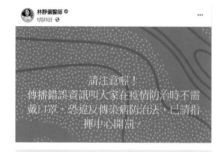

林靜儀醫師
1月23日 · 🌐

請注意喔！
傳播錯誤資訊叫大家在疫情防治時不需
戴口罩，恐違反傳染病防治法，已請指
揮中心開罰。

林靜儀醫師
1月30日 · 🌐

不用囤積口罩。

第一線防疫醫療工作者優先確保。

需就醫者、慢性病人必須到人多擁擠的公共場所時，也建議戴口罩。

其他人若有呼吸道感染時使用口罩保護他人。

空曠處、在家或是一般工作場所不需特別戴口罩。

請記得出入公共場所之後，用肥皂洗手。

林靜儀醫師
2月4日 · 🌐

優先供應防疫第一線 👍
一般人日常生活不需戴口罩，需就醫或者慢性病人到人潮聚集處才需要。

嗚嗚我因為感冒又必須出門所以戴口罩了😷是家中常備的 #把口罩留給需要的人
台灣沒有武漢肺炎社區感染

四週後產能上來就供應充足了，大家夠用就好不用囤積

林靜儀醫師
23 小時 · 🌐

看到媒體報導彰化縣六月開始進行「萬人篩檢」的結果出現「有人有
抗體」，哎唷喂喂，有人興奮了嗎？

先不論校正誤差值之後的最終結果，以及是否有個案篩檢結果矛盾的
部分，先講我的結論：
1. 全民戴口罩勤洗手和避免人潮聚集的政策有效。
不然為何沒有爆發群聚感染。

2. 社區中曾有感染者。
二月機到台商和司機的時候不就已經知道，在農曆年前就可能有感染
者進入台灣嗎。 #後來還把當初的肺炎個案全部撈了一次啊

3. 宣稱「萬人篩檢」從六月開始採檢然後分析到現在，那每天二千個
入境者和目前仍在隔離的境外返國者，真要檢查，要做到什麼時候？
不要忘記你說的「普」篩，除了檢驗機器之外，還要醫療人員的人
力。 #被陳保價壞了都忘記專業人士有價了啦

4. 新聞寫到，彰化縣的這次篩檢，對象是「曾居家檢疫、居家隔離的
個案」和「醫護人員」、「長照人員」等「高風險族群」進行抗體檢
查。
啊這就是一直以來在進行的「高風險者檢測」啊，#這不是普篩這不
是普篩我說我是要普篩（在地上打滾）
依照目前釋出的新聞內容來無法得知是否醫護和長照機構的人員有
檢出抗體，如果有，那再一次代表 #台灣醫療人員的感控真的做得太
好了，竟然沒有發生院內感染！！請給台灣的醫療人員拍手鼓勵！！

最後，我們今天的 take home message：
1. 戴口罩勤洗手有用
2. 六月七月驗到抗體代表的可能是三、四月時的感染，而且他們還自
己好了而且也沒有造成社區感染 #那是在危言聳聽什麼

圖 25~28（由上至下）：2020 年 8 月 10 日發文配圖

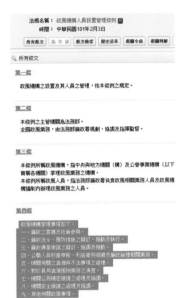

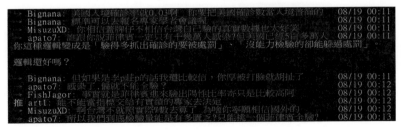

圖 29（上）：2020 年 8 月 19 日發文配圖
圖 30（中）：2020 年 8 月 20 日發文配圖
圖 31（下）：2020 年 8 月 21 日文章配圖

季節
2020年8月23日 · ⊕

篩檢精準度有限所以不能入境普篩？但為何同一篩檢方式 8月時精準度比4月時還低？

作者：季節

面對新冠肺炎疫情，中央流行疫情指揮中心堅持不願意擴大篩檢，連對入境者全面篩檢也不願意，而指揮中心提出的理由是篩檢試劑精準度有限，擴大篩檢容易出現大量偽陽性、偽陰性，然而對比指揮中心4月和8月時的說法，竟出現同一種PCR篩檢方式在8月時精準度比4月時還低的弔詭現象，不禁讓人疑惑，難道指揮中心都是在沒有經過嚴謹驗證之前就提出這些數值的嗎？那怎能以這種未經檢驗的數值，作為抗拒擴大篩檢的理由？

4月28日中央流行疫情指揮中心告訴外界，採用PCR方式篩檢，篩檢的敏感性95%、特異性99.99%，並以探算出如果對社區所有有症狀者篩檢，可能會出現多少偽陽性、偽陰性個案；結果到了8月22日，指揮中心又宣稱篩檢的敏感性最高僅90%、特異性95%，如果對入境者全篩會出現大量偽陽性、偽陰性。怎麼時隔過了4個月，我們的篩檢精準度反而越來越低？

這有三個可能。首先，4月28日篩檢精準度的數值，是指揮中心在缺乏足夠驗證之下，自行假設推論或參考他人的假設、推論出來的，所以被後來經過實證的數值推翻。但如果4月28日指揮中心可以在缺乏實證的情況下信口開河、隨加如今不會？所以就第二個可能，兩次給的數值都是同樣在缺乏足夠實證下得出來的。

果真如此，依照這種數值算出來擴大篩檢後可能出現的偽陽性、偽陰性人數自然也就不足採信，無法構成抗拒入境者普篩的理由。因為說不定我們篩檢的精準度其實遠遠高於政府給出的這些數值，出現偽陽性機率微乎其微。

最後一個可能，或許4月時我們有辦法買到比較多國際上先進廠商製造的篩檢試劑，所以精準度較高，但如今卻買不到這種高品質的只能用比較爛的試劑。

倘若如此，難道只要減少篩檢人數，不篩無症狀民眾就算是解決問題了嗎？該做的應該是趕快設法自製或購買到精準度更高的試劑，否則我們不可能都完全不篩檢、每天1還是有一千多人從外國入境，政府持續用爛的試劑對當中有症狀者篩檢，到時篩出一堆偽陰性縱放到社區怎麼辦？

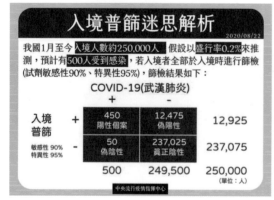

圖 29（上）：2020 年 8 月 23 日發文畫面
圖 30、31（中、下）：2020 年 8 月 23 日文章配圖

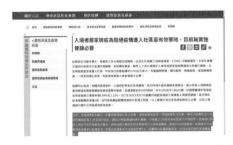

李節
2020年8月26日

從4月到6月台灣負壓隔離病床竟不增反減，民進黨政府到底有沒有在努力用心擴大醫療量能因應疫情？

作者：李節

面對新冠肺炎疫情，2020年4月7日中央流行疫情指揮中心表示，截至4月3日，全國負壓隔離病床數共計970床；普通隔離病床數計958床；專責病房共計病室數1711床，結果到了6月2日，指揮中心又說，現有負壓隔離病房963床、普通隔離病床1,031床與專責病房2175床，總床數共計4,169床，總床數是增加了，但也只增加14%，而當中用於收治確診者的負壓隔離病床竟不增反減，少了3床。8月22日記者會上，指揮官陳時中口頭自誇，國內負壓隔離病床有1000床，（普通隔離病房的700床、專責病房約有1600床，加總三千多，總床數竟比6月時更少了。

所以我說，政府除了持續告訴民眾擴大篩檢恐因此產生大量偽陽性會影響醫療量能之外，到底有沒有在用心擴充我們的醫療量能呢？台灣現在看似疫情不嚴重不能保證永遠如此，每天持續有人從外國入境，在疫苗出現目前產業人人都能打到之前，政府難道不該在雨綢繆持續擴大醫療量能嗎？

否則真的哪天不幸台灣有超過4千位有症狀患者時怎麼辦？政府為什麼可以擴到負壓隔離病床不增反減？不就是因為現在社會上一片願時令，沒檢個人敢出面質疑政府的作為？希望政府防疫做很好的民眾，在知道種種情形後一起督促政府還擴大醫療量能，切勿掉以輕心，別因為現在疫情看似不嚴重就不做該做的準備工作。

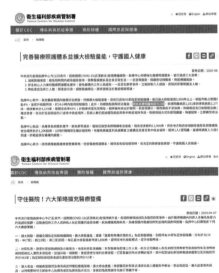

圖 32（左）：2020 年 8 月 24 日文章配圖
圖 33（右上）：2020 年 8 月 26 日發文畫面
圖 34、35（右中、下）：2020 年 8 月 26 日文章配圖

155

陳時中的真面目

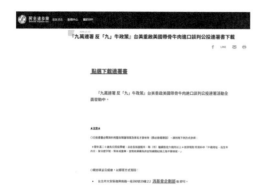

季節
2020年9月24日

蘇揆說才能去篩檢就可以直接去，哪裡遇了之後更容易驗出新冠肺炎呢高嗎？論台灣驗出罕讓實確診比率偏高的可能原因

作者：李節

9月22日中央流行疫情指揮中心公布，近期又有18位從台灣飛菲律賓人士被驗篩驗出感染新冠肺炎，隨後傳出有許多支持政府的民眾認為，這些案例可能屬偽陽性，他們實屬上並未在台灣染疫，以此論證台灣不落仍彼安全，甚至逼指揮中心專家諮詢小組召集人張上淳也說「專家親中連應抱持標題疑慮」，指揮中心遂宣稱，經過6月1日至9月20日出境菲返旅客抽驗陽性率，菲律賓累計檢出25例，陽性率達0.48%(其中6月中0.39%、9月上2.00%)，明顯高於其他國家或地區(介於0.005%至0.055%之間)，言下之意，離析患疑罪讓實的說面不準。

然而指揮中心的問題其實非常容易回答，因為如今世界上許多國家或地區都要求外籍人士想入境，必須在啟24小時到72小時(各國要求時有差異)之內，篩檢過呈陰性未感染新冠肺炎的檢驗報告，才可以搭乘進入這國家，而菲律賓呈陰性的要求(單中印尼惡黃貴，要求登機前7天的檢測報告即可)，但菲律賓傳就沒有這樣的要求，只規定忘當人境後驅哲受籽方的隔抬即可，不用在登機前先自己去檢驗。

一邊是規定登機前要先篩檢過呈陰性的健康民眾才可以放行人境，很進來之後也會再次要你篩檢，另一邊是不管你健康與否都隨你飛，來了之後才幫你篩檢，母體組成份不完全不同，哪種情況篩檢出來染疫的比率會較高？當然是後者。最寬的時候下，不可能每個人在出發前的檢驗結果都呈偽陽性，或者都陷壓倒陰性返後幾天內馬上被感染，所以人境後篩檢時，篩者當年染疫的比率自然會比較低。

指揮中心的專家或許不可能精通全球各國語言，甚至英文也不一定太好，但外交部都等駐網上就有世界各國因應新冠肺炎傳染病的遺憬暫制指施一覽表，遇非中文的，花時間閱讀一下應當得？

如果指揮中心沒有閱讀這相關各國遺憬暫制指施規定，就應口開可質疑認讓實，不過不利的，更是對罪讓實的不當；如果指揮中心明明閱讀過各國遺憬暫制指施規定，卻還是想不通為何從台電前往罪讓實的人陽診率其他國家地區的比率，那您們的遺憬推理能力之薄弱，未免令...

季節
2020年10月4日

衛福部都坦言全球檢驗試劑市場已供過於求，那陳時中幹嘛還擴心擴大篩檢會導致防疫物資提早用光？

作者：李節

工研院已研發出新冠肺炎篩檢試劑卻未獲衛福部採購，對此9月29日衛福部次長薛瑞元認因為已用習慣疾管署研發的試劑，他也指出，全球檢驗試劑市場現在是「供過於求」。

然而說也奇怪，面對外界質疑政府通入境者全篩都不齊，8月14日衛福部長陳時中表示，政府必須要撙節防疫重量都合合理化使用，若疫情再度發生，任意把防疫物資在沒有需要時就使用完事，就會造成社會傳害，形成更嚴重的破口。

對照9月29日薛瑞元的說法，既然全球檢驗試劑市場供過於求，那就擴大篩檢，之後要從國內外取得更多篩檢試劑使用或庫存顯然都不是難事，為什麼陳時中卻要擔心擴大篩檢會提早用光防疫物資呢？

事實上，雖然從6月以來，每月入境中華民國人數有上升趨勢，但八月一共也就47480人入境，平均一天不到1600人，對照指揮中心宣稱單日最大篩檢量能已逼近9千，要人境全篩一點都不困難，所以政府若要持續抗拒入境全篩，既不能用篩檢量能不足當理由，也不能再用會提早用光防疫物資當成藉口。

處理想最嚴謹的做法，就是維持入境隔離14天(且最好能一律集中檢疫)並在檢隔離前篩檢，否則既然有菲律賓民眾在解隔離前全篩檢確診(目前政府只對從菲律賓入境者全篩)，也有當地醫護隔離離後篩檢拒入境全篩，其他入境後從未篩檢就回歸社會的民眾，都沒有人感染新冠肺炎不會傳染給其他人呢？

圖36（上）：2020 年 9 月 8 日發文附圖圖為 2009 年 11 月 3 日民進黨官網分享反美牛進口公投連署書畫面
圖37（中）：2020 年 9 月 24 日發文畫面
圖38（下）：2020 年 10 月 4 日發文畫面

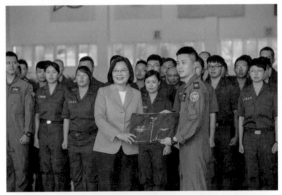

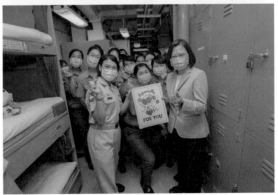

圖 39（左）：2020 年 10 月 5 日文章配圖
圖 40、41（右）：2020 年 10 月 8 日文章配圖，發文畫面圖為蔡總統 9 月 22 日去澎湖巡視空軍與海軍部隊的畫面 (取自總統府官網)

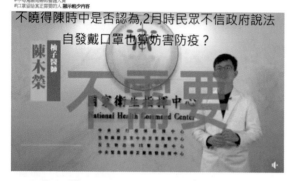

林靜儀醫師 ✓
1月14日下午4:39 · 🌐

故意混淆視聽的言論可以休矣。

☑ 染疫醫護醫院、社區接觸者522人採檢陰性

➡ 再一次證實，台灣的醫療人員都遵守防止院內感染的應急措施，即使有微乎其微的感染個案在身邊，依然能夠避免群聚感染的發生。

其實在疫調初期，指揮中心就說過感染的二位醫療人員出門時除了吃飯和喝咖啡時，都戴了口罩（這樣還要有意見的人請戴口罩吃飯給大家看→認真講，這樣反而更容易亂傳染）。一年來，社區傳染個案必須有至少超過15分鐘未戴口罩交談飲食的行為，才有感染風險；戴好你的口罩與別人擦肩而過，真的不用恐慌。

故意擾亂防疫信心，操弄對立，是大家不能容忍的。

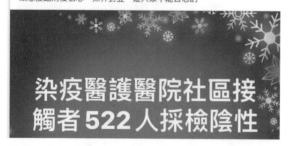

圖 42（上）：2020 年 12 月 31 日文章配圖，為 2 月初時任行政院發言人谷辣斯．尤達卡轉發衛福部請柚子醫師拍攝建議民眾搭捷運公車也不用戴口罩的廣告

圖 43（下）：2021 年 1 月 18 日文章配圖，為林靜儀 2021 年 1 月 14 日的臉書發文

季節
2021年1月27日 · 🌐 · · ·

自己被質疑防疫慢半拍就要大家記得對手是病毒，那你陳時中當初幹嘛用政風查主動擴大篩檢的彰化縣衛生局、為什麼要告發提醒萊豬有毒的蘇偉碩醫師？

作者：季節

衛福部桃園醫院群聚感染事件持續擴大，已有15人確診，中央流行疫情指揮中心指揮官陳時中25日被問到外界質疑他反應太慢且未能及時聽取專家建議時回稱，現在正遭受病毒攻擊，不要再繼續傷害，這都沒有意義，「希望大家記住，我們共同的敵人是病毒。」

這話乍聽有幾分道理，但說也奇怪，既然你陳時中也知道共同的敵人是病毒，為什麼去年你還要動用政風去調查主動擴大篩檢的彰化縣衛生局？為什麼你要去告發提醒民眾萊豬有毒的蘇偉碩醫師？你檢討針對別人就是理所當然，別人檢討你就沒有意義。

如果是一般民眾提出錯誤的防疫主張，或許看著就好，因為他沒有決策權，不必急著去批評攻擊他的主張，但陳時中好像忘記了，他跟一般人不同，握有中華民國防疫最高決策權，作出錯誤的決策可能會導致數千、數萬甚至數十萬人受害，人民當然有權隨時在覺得他決策有問題的時候提出質疑批評希望他改正錯誤，不然難道要對任何錯誤的政策持續下去了？如果大家都不提出批評質疑，天曉得政府願意主動修正原本錯誤的政策？

表面上這次衛福部桃園醫院群聚事件，指揮中心已作出修正，擴大應該居家隔離對象，但陳時中卻也說雖只是本次擴大，未來遇到其他確診病例並不會比照本次作法擴大接觸者定義、擴大應隔離對象，那他這樣算是真正記取教訓作出調整了嗎？在你陳時中의徹底覺悟徹底調整錯誤政策之前，人民為了自己的健康安全，繼續檢討批評你這個不願意徹底改正錯誤的指揮官，剛好而已！

季節
2021年2月10日 · 🌐 · · ·

案934五度採檢才確診新冠肺炎，誰能保證其他確診者的接觸者採檢一次陰性就表示沒有被傳染？

作者：季節

昨天台灣地區新增了一位新冠肺炎本土確診病例案934，是案863衛福部桃園醫院護理師的親人，並且已不幸往生的案907的女兒，重點是她是在居家隔離21天，且期間經歷五度採檢才確診新冠肺炎的，而且CT值高達17，身上的新冠病毒量相當多。

回顧過去，在台灣發生了很多離奇的事件，從清店女公關的接觸者篩檢後都呈陰性沒有被感染、到自費篩檢確診的民眾在確診前夕與9位同事吃火鍋，9人隔離14天后採檢也都呈陰性沒有被感染，如果這者的沒有散播出去，當然是好事，但看到案934五度採檢才確診的情形，不禁讓人想問；之前那些確診者的接觸者採檢一次陰性，就真的表示他們都沒有被感染嗎？

畢竟案934不是台灣地區唯一一位多次採檢後才確診的案例，除了早先大量的二度採檢才確診的案例外，這次衛福部桃園醫院護理師案868也是第四度採檢才確診。

諷刺的是，中央流行疫情指揮中心和陳時中的支持者至今仍堅持抗拒對無症狀的入境者篩檢，理由之一這無症狀的民眾就算曾有人解隔離後自費篩檢確診，指揮中心對他們的接觸者篩檢都呈陰性，顯示這種無症狀都被隔離14天已幾乎沒有傳染力，因此沒有必要強制全面對他們篩檢。問題是從案934與案868的經驗看，誰敢保證那些接觸者篩檢一次呈陰性就保證他們都沒有被傳染？用這種過往的「經驗」當成抗拒入境普篩的理由，完全無法成立。

季節
2021年2月12日 · 🌐 · · ·

不實施入境普篩只是因為沒必要？陳時中怎麼不敢重提入境普篩會令偽陽性癱瘓醫療量能？

作者：季節

持續有從入境台灣地區者在隔離14天自費採檢確診新冠肺炎，因此嘴魔最近中央流行疫情指揮中心記者會上，常有記者問陳時中是否要對所有入境者篩檢，對此陳時中也一再用指揮中心過去的說法回稱，經過14天隔離後，無症狀的新冠肺炎患者病毒量已降低到幾乎沒有傳染力，所以沒有必要對無症狀者篩檢。

可有趣的是，去年4月被外界質疑為何不肯實施入境普篩時，陳時中卻強調，如果實施入境普篩，將出現大量偽陽性(實際上沒得新冠肺炎卻被誤篩成患者)，癱瘓台灣的醫療量能，怎麼如今陳時中都不敢再提這種觀點？

理由很簡單，因為從去年一月以來，台灣地區共篩檢了32萬人，結果只篩出一位偽陽性(案530)，機率不到0.001%，而這位偽陽性也與試劑品質無關，單純是篩檢人員不慎把確診者的檢體鍵錯到案530的名字那，到底要怎麼因為這麼低的偽陽性機率癱瘓台灣醫療量能？

更別說當今年外界一再質疑在大陸篩檢只需要數百元就辦得到，在台灣卻要六、七千元，陳時中的理由是我們的篩檢「比較精準」，比較精準自然意味出現偽陰性或偽陽性的機率都比較低，那麼這時再重提在台灣入境普篩會出現大量偽陽性，形同自我打臉，陳時中只好閉口不提。

然而台灣從頭到尾用的篩檢方式都是一樣的，都是國際上最精準的PCR篩檢，而不是精準度較低的快篩，到底出現偽陽性的機率是高還是低，從頭到尾應該是一樣的，陳時中一下子刻意強調機率很高一下子絕口不提，說明了對有些人而言，防疫論述講究的不是科學而是政治需求，就像這個政府一下子說健康的人不用戴口罩甚至連搭捷運公車都不用、一下子又在超過半年連續本土零確診之際，要求出入八大類場所必須戴口罩，前後無他，這個政府永遠不會承認自己有錯或者有不足之處，所以只會找其他藉口掩飾推託。

圖44（上）：2021年1月27日發文畫面
圖45（中）：2020年2月10日發文畫面
圖46（下）：2020年2月12日發文畫面

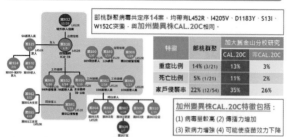

部桃群聚病毒株特徵分析

部桃群聚病毒共定序14案，均帶有L452R、I4205V、D1183Y、S13I、W152C突變，與加州變異株CAL.20C相同。

特徵	部桃群聚	加大舊金山分校研究	
		CAL.20C	非CAL.20C
重症比例	14% (3/21)	13%	3%
死亡比例	5% (1/21)	11%	2%
家戶侵襲率	22% (12/54)	35%	26%

加州變異株CAL.20C特徵包括：
(1) 病毒量較高 (2) 傳播力增加
(3) 致病力增強 (4) 可能使疫苗效力下降

Zhang W, et al. Emergence of a Novel SARS-CoV-2 Variant in Southern California. JAMA. Published online February 11, 2021

我是COVID-19確診個案，應該要注意甚麼?

1. 大部分的COVID-19感染者症狀輕微，休養後即可自行康復，為了將醫療資源留給重症患者，請您先留在家中不要離開，等候公衛人員通知。
2. 在家中請單獨一人一室，盡量和家人使用不同的衛浴設備，不要離開房間。
3. 在家中請避免與其他同住者接觸，特別是長者、幼兒或免疫力低下的同住家人。
4. 請務必佩戴口罩和注意手部衛生(使用肥皂和水洗手，或使用酒精)。
5. 若出現發燒症狀，可以使用退燒藥減緩不適症狀，盡量臥床休息和飲水。
6. 務必觀察自身症狀變化，若出現以下症狀時，請立即聯繫119、衛生局或撥打1922：喘、呼吸困難、持續胸痛、胸悶、意識不清、皮膚或嘴唇或指甲床發青。
7. 請依指示就醫，並禁止搭乘大眾運輸工具。
8. 請家人準備食物飲水，不要和家人共餐或共用物品
9. 請使用稀釋後的漂白水或酒精清潔所有經常觸摸的物體表面。
10. 電話連絡我的密切接觸者(在我開始有症狀發生的前三天至隔離前，曾有共同用餐、共同居住或未佩戴口罩下面對面15分鐘以上的接觸)，請他們自我隔離並健康監測。

中央流行疫情指揮中心提供 2021/05/16

 蔡英文 Tsai Ing-wen
昨天上午9:22

早安，我想要謝謝每一位投入防疫的醫護人員和疫調人員！

在 #新北市醫師公會 和 #台灣耳鼻喉頭頸外科醫學會 號召下，謝謝許多基層醫師，願意放下手邊的工作，甚至停止自己診所的運作，投入第一線醫檢工作，全力協助強化整體防疫量能！

此外，在各個不同的崗位，也都有最辛苦的 #防疫國家隊，全力以赴，守護全國人民健康。

在快篩站，有穿上防護衣、戴起護目鏡的醫護人員，頂著炙熱的大太陽，努力替民眾採檢。在醫院、在集中檢疫所、在各地的衛生局及衛生所裡，也有不斷加班為護患者健康的醫護人員，以及徹夜釐清確診者足跡的疫調人員。你們每一位都是防疫的最大功臣。

我知道，你們之中的許多人，始終保持自己一間房、一間衛浴，就算是下了班也不敢回家，不敢跟家人一起吃飯。為了防堵病毒擴散，大家真的辛苦了，謝謝你們。

因應新的疫情挑戰，每一個台灣人，都更應該成為防疫國家隊的後盾。只要我們都能遵守指揮中心以下的指引，就能讓醫護人力和資源，發揮最大的效益：

☑ 讓有症狀者優先使用篩檢站；如果跟確診者沒有接觸史和地緣關係，也沒有症狀，請暫緩篩檢。

☑ 讓醫療資源留給重症患者：大部分的感染者症狀輕微，休養後可自行康復。如果確診或接觸過確診者，請不要慌張，先待在家裡做好隔離，並隨時觀察自身症狀，等待公衛人員的通知。

☑ 快篩陰性仍應持續做好防疫：快篩陰性不代表沒有染疫，仍應留意健康狀況，做好防疫措施。

請大家共同配合，我們一起來成為防疫國家隊的最強後盾！

圖47（上）：2021年3月2日文章配圖
圖48（中）：2021年5月17日文章配圖
圖49（下）：2021年5月22日發文配圖

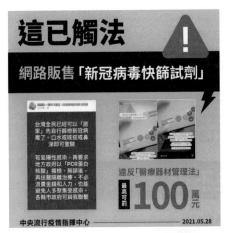

	日本	芬蘭	瑞典	愛沙尼亞	丹麥	美國	中華民國	南韓	新加坡	全球
老年人口比率	28%	22%	20%	20%	20%	16%	16%	15%	12%	9%
新冠肺炎死亡率	1.8%	1.0%	1.3%	1.0%	0.9%	1.8%	2.6%	1.4%	0.1%	2.2%

然後我們的指揮中心告訴國人，台灣新冠肺炎死亡率高，
是因為染疫的多半是長者。
那為什麼老人比率是我們1.8倍的日本，
新冠肺炎死亡率可以只有我們的7成？

季節
2021年6月11日 · ⊙

···

陳時中自己都說日本送疫苗再晚就沒意思、過了時間也不要了，刑事局好意思送辦網友？

作者：季節

對於日本捐贈台灣疫苗，衛福部長陳時中的說法：
*2021年5月28日：我們當然希望，如果有相關這些如有要進來，我覺得要早啦，再晚就沒有意思了
*2021年5月28日：如果空窗期能夠進來的話，那我們也是歡迎，我們大概就這段時間有一點小縫隙，如果這段時間能進來的我們是歡迎，再過了這時間，我們也不要了
*2021年6月10日：我們一再反映我們在六月非常缺，未來也缺，所以我們希望能夠比較有持續的日本的支持

然後日本外務大臣茂木敏充6月3日在日本國會被問到為何明明國內有3千萬劑未用於公費接種的AZ疫苗，卻只給台灣124萬劑疫苗時表示，據日方認知，在七月後台灣國內疫苗生產機制將步入軌道，現在台灣有緊急之需求。結果6月7日有台灣網友將這段話翻譯成「台灣政府沒想要很多，只要六月擋一下就好，七月份開始台灣就會有自己生產的疫苗」，卻馬上和轉傳的中國國民黨新竹縣副縣長陳見賢一起被刑事局以轉傳假訊息的罪名約談送辦？

如果只對比5月28日陳時中兩次說法，網友將茂木敏充的言論，翻譯成「台灣政府沒想要很多，只要六月擋一下就好，七月份開始台灣就會有自己生產的疫苗」這樣的版本有甚麼嚴重不實的問題嗎？刑事局當網友和陳見賢會預知術，可以知道你陳時中6月10日的說法會和5月28日完全不同？還是說刑事局派這些人從小學中的中文與邏輯概念跟正常人不太一樣，才會覺得網友的翻譯參照5月28日陳時中的說法有嚴重偏差？

#新冠肺炎 #疫苗 #陳時中

圖 50（上）：2021 年 5 月 29 日文章配圖
圖 51（中）：2021 年 6 月 9 日發文附圖
圖 52（下）：2021 年 6 月 11 日發文畫面

季節
2021年6月17日 🌐

台灣新冠肺炎確診的CT值沒有與國際不同？指揮中心去年和今年的說法完全不一樣自我矛盾……

作者：季節

最近網路上一些民眾質疑，在台灣要CT值35以下的高病毒量新冠肺炎患者才被視為確診者，不像美國、日本把CT值到40這種病毒量較少的患者也當確診者，對此中央流行疫情指揮中心醫療應變組副組長羅一鈞在6月16日否認，強調沒有用CT值35決定是否確診，如今有些確診者CT值高到38、39甚至40、41，並沒有將CT值35以上通通視為非確診者。

但果真如此嗎？猶記得去年台灣連續號稱本土單日新增零確診病例之時，各國卻一再出現台灣出病例，指揮中心發言人莊人翔在去年6月25日，針對日本留學生從台灣返日後確診新冠肺炎，曾說，日方宣稱留學生ct值介於37到38之間，屬於弱陽性，在台灣要ct值低於35才會判定為陽性(也是確診)。去年8月2日莊人祥進一步承認，目前我國採核酸檢測（PCR）來進行確診的判讀，是在CT值35以下才會被判為陽性，雖然CT值設得太低，可能會漏掉一些真正的病人，但是升高的話卻可能會當確診一堆偽陽性，他也說，國際上確診標準，從ct值35到40都有國家採用。

所以到底是指揮中心今年的判定標準和去年不一樣了？還是標準沒有變，但莊人祥或羅一鈞一個人在公然散布假訊息？指揮中心要不要趕快調查清楚，看他們當中到底是誰散布假訊息，罰3百萬元？

普篩效益不彰

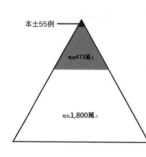

本土55例
相鄰473萬人
相鄰1,800萬人

- 以前述簡報為例，假設我國盛行率為18/10,000：看似健康的人口1,800萬人，需花費540億元進行普篩，才能夠驗出其中32,577人無症狀感染者，其中還有1,797人屬偽陽性，需將上述偽陽性個案進行隔離後再檢測，才能回復正常生活。

- 以目前疫情狀況來看，武漢肺炎相關通報60,956例中，以PCR檢測花費1億8千萬元，進一步進行疫調後僅10人查無感染源，後續影響17人確診。

- 顯示為找出無症狀患者，全面以PCR篩檢方式進行普篩，不只浪費公帑及珍貴的醫療人力資源，且不符效益。

7月1日	300	0	0.00%	608	10	2.634
7月2日	261	1	0.38%	458	18	3.93%
7月3日	62	0	0.00%	172	8	4.65%
7月4日	62	0	0.00%	146	6	4.11%
7月5日	335	1	0.30%	644	17	2.64%
7月6日	280	1	0.36%	880	11	1.25%
7月7日	243	1	0.41%	906	10	1.10%
7月8日	237	3	1.27%	1129	15	1.33%
7月9日	248	1	0.40%	766	7	0.91%
7月10日	63	1	1.59%	160	2	1.25%
7月11日	43	0	0.00%	148	2	1.35%
7月12日	273	0	0.00%	885	2	0.23%
7月13日	181	1	0.55%	698	5	0.72%
7月14日	231	0	0.00%	521	6	1.15%
7月15日	137	0	0.00%	469	6	1.28%
合计	12,326	72	0.58%	25,213	496	1.97%

基隆市衛生局官網顯示，自6月以來每天都在當地篩檢出新的PCR陽性確診者，指揮中心卻告訴外界，基隆連5天本土+0，怎麼回事？

(圖中右邊數來第二直排，為基隆市衛生局統計表中，當地每天新檢出的PCR陽性確診者人數)

季節fb

圖 53（上）：2021 年 6 月 17 日發文畫面
圖 54（中）：2021 年 7 月 10 日文章配圖
圖 55（下）：2021 年 7 月 18 日發文配圖

臺北市政府教育局 函

機關地址：110204臺北市信義區市府路1號8樓
承辦人：盧嵐伶
電話：02-27208889/1999轉6395
傳真：02-27593365
電子信箱：edu_phe.21@mail.taipei.gov.tw

18歲以下入境者少篩一次，不會成為防疫破口嗎？

受文者：臺北市文山區萬芳國民小學

發文日期：中華民國110年8月4日
發文字號：北市教體字第1103068723號
速別：普通件
密等及解密條件或保密期限：
附件：入境民眾檢疫期間執行COVID-19抗原快篩作業流程、附件入境民眾居家檢疫期間
COVID-19抗原快篩結果登錄說明各1份（16533566_1103068723_1_ATTACH1.pdf、
16533566_1103068723_1_ATTACH2.pdf）

主旨：函轉有關中央流行疫情指揮中心於110年7月2日12時起實
施「所有國際港埠入境民眾，於檢疫第10至12天以COVID-
19抗原家用快篩試劑自行進行一次快篩」措施，自7月14
日起調整實施對象年齡為18歲以上，請查照。

說明：
一、依據臺北市政府衛生局110年7月30日北市衛疾字第
1100129646號函辦理。
二、旨揭措施係為迅速因應國際疫情變化，爰衡酌國際港埠現
場發放作業及民眾保管需要，緊急辦理試劑採購，該試劑
依說明書「僅評估18歲以上成人自行採檢結果，建議應由
18歲以上成人使用」，爰調整本項措施之實施對象為「18
歲以上民眾」，未滿18歲（入境年-出生年（18））之入境民

8/13~19境外移入確定病例病毒定序結果

案號	國籍	年齡	性別	來源國	入境日	發病日	採檢日	CT	病毒株
15425	本國	20+	女	美國	6/30	無症狀	7/12	25	Delta
15752	美國	20+	女	美國	7/28	無症狀	7/28	23	Delta
15855	南非	30+	男	南非	8/2	8/3	8/2	22	Delta
15894	本國	20+	男	馬來西亞	8/6	8/8	8/6	21	Delta
15895	本國	20+	女	馬來西亞	8/6	無症狀	8/6	23	Delta
15898	美國	40+	男	美國	8/7	無症狀	8/7	27	Delta
15927	美國	20+	女	美國	8/4	8/11	8/11	19	Delta
15936	本國	40+	男	中國	7/30	8/10	8/11	17	Delta
15937	本國	30+	女	美國	8/11	無症狀	8/11	21	Delta
15938	本國	40+	男	美國	8/11	8/10	8/11	22	Delta
15939	本國	60+	男	美國	8/11	8/11	8/11	26	Delta
15942	越南	20+	男	印尼	8/11	8/6	8/11	20	Delta

說明：Delta--印度變異株

中央流行疫情指揮中心　　　　2021/08/20

圖56（上）：2021年8月7日文章配圖，為臺北市萬芳國小官網上公布收到的政府公文
圖57（下）：2021年8月22日文章配圖

季節
1月11日 · ⊙

防疫兩年了，還可以讓桃園機場至少存在205項缺失，陳時中再度反應慢半拍

作者：季節

　　桃園機場新冠肺炎群聚案累計已有數十人確診，持續增加，衛福部長陳時中10日透露，經護理國家隊前往了解後發現，桃園機場內部至少存在205項缺失，將協助桃機進行改善。

　　讓人不解的是，如果說是防疫旅館的狀況政府沒有全部掌握就算了，畢竟光是台北市就有超過150家防疫旅館，但機場不一樣，目前全台只剩桃園、松山與小港三處機場仍有國際及兩岸航班，陳時中自己兩年來也多次前往桃園機場，那怎麼兩年來都未能發現這些缺失及早發現改善？難道他每次去視察都只是做表面功夫根本沒有好好認真檢查？

　　去年台灣本土疫情大爆發可能的原因很多，但不管是指揮中心面對有人檢舉諾富特飯店違規混居，結果居然公文跑了兩個半月還沒處理，乃至於指揮中心後知後覺的防疫一年半之後才曉得學習全球的作法，實施入境普篩，這都是因為指揮中心的反映不只慢半拍，而導致的可能疫情破口，防疫兩年了還可以讓桃機存有205項缺失，再度顯示陳時中的反應過慢，希望他好好改進，趁這次把所有的缺失徹底揪出來，別讓台灣本土疫情再起。

#新冠肺炎　#陳時中　#桃園機場

即日起
高雄市擴大篩檢！
·有呼吸道症狀就醫時，一律篩檢·

1 因呼吸道症狀，到高雄市基層診所看診完
一律發給居家快篩試劑
請民眾務必回報篩檢結果給基層診所

2 醫院設戶外呼吸道門診
看診完，一律採檢或快篩

高雄市政府 2022.1.23

圖 58（上）：2022 年 1 月 11 日發文畫面
圖 59（下）：2022 年 1 月 24 日文章配圖